Ratgeber Zwangsstörungen

Ratgeber zur Reihe Fortschritte der Psychotherapie
Band 12
Ratgeber Zwangsstörungen
von Prof. Dr. Hans Reinecker

Herausgeber der Reihe:
Prof. Dr. Dietmar Schulte, Prof. Dr. Klaus Grawe,
Prof. Dr. Kurt Hahlweg, Prof. Dr. Dieter Vaitl

Ratgeber
Zwangsstörungen

Informationen für Betroffene und Angehörige

von Hans Reinecker

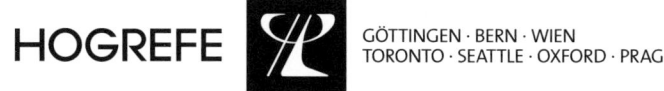

HOGREFE · GÖTTINGEN · BERN · WIEN
TORONTO · SEATTLE · OXFORD · PRAG

Prof. Dr. Hans Reinecker, geb. 1947. 1967-1973 Studium der Psychologie und Pädagogik in Salzburg. 1973 Promotion. 1980 Habilitation. Seit 1982 Professor für Klinische Psychologie/Psychotherapie an der Universität Bamberg. Forschungs- und Arbeitsschwerpunkte: Grundlagen der Klinischen Psychologie, Psychotherapieforschung, Angststörungen, Kognitive Verhaltenstherapie.

Bibliografische Information Der Deutschen Bibliothek

Die Deutsche Bibliothek verzeichnet diese Publikation in der Deutschen Nationalbibliografie; detaillierte bibliografische Daten sind im Internet über http://dnb.ddb.de abrufbar.

© 2006 Hogrefe Verlag GmbH & Co. KG
Göttingen · Bern · Wien · Toronto · Seattle · Oxford · Prag
Rohnsweg 25, 37085 Göttingen

http://www.hogrefe.de
Aktuelle Informationen · Weitere Titel zum Thema · Ergänzende Materialien

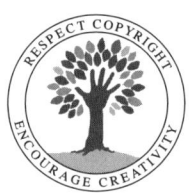

Umschlagabbildung: © Getty Images, München
Satz: Grafik-Design Fischer, Weimar
Gesamtherstellung: AZ Druck und Datentechnik GmbH, Kempten
Printed in Germany
Auf säurefreiem Papier gedruckt

ISBN 3-8017-1933-2

Inhaltsverzeichnis

Vorwort

In der Behandlung von psychischen Störungen allgemein und von Zwangsstörungen im Besonderen besteht großer Bedarf von Betroffenen und Angehörigen nach fundierter und verständlicher Information. Es ist Aufgabe dieses Ratgebers, für Betroffene und Angehörige konkrete Information über die Problematik, aber auch Information über Behandlungsmöglichkeiten zu vermitteln.

Der Ratgeber entstand auf der Grundlage einer ca. 25 Jahre dauernden Beschäftigung mit dem Thema in Forschung, Lehre und Praxis. Viele Fallbeispiele aus der eigenen Praxis fließen hier in z. T. leicht veränderter und natürlich anonymisierter Form ein. Es ist ein selbstverständliches Gebot der Ethik, dass Patienten ein Recht auf die Wahrung ihrer Intimsphäre haben und dazu gehören Details ihrer Problematik ebenso wie Merkmale der Veränderung im Laufe der Therapie.

Den verschiedenen Patienten in den vergangenen Jahren und Jahrzehnten bin ich deshalb ebenso zu Dank verpflichtet wie meinen Mitarbeitern Markus Gmelch und Christian Postler, die Korrekturen, Veränderungen und Ergänzungen an dem Manuskript angebracht haben. Es ist selbstverständlich, dass die Verantwortung für Mängel des Werkes uneingeschränkt beim Autor liegt.

Aus Gründen der Einfachheit und Verständlichkeit wurde darauf verzichtet, eine der verschiedenen Möglichkeiten der geschlechtsneutralen Formulierungen zu verwenden. Im Text wurden speziell bei Beispielen die beiden Geschlechter einigermaßen abwechselnd gebraucht.

Bamberg, im Herbst 2005   *H. Reinecker*

1 Zwangsstörung – Was ist das?

1.1 Howard Hughes – ein Leben im Käfig

Der Millionär Howard Hughes war einer der bekanntesten Persönlichkeiten, die unter einer schweren Zwangsstörung litten. Über die Hintergründe ist wenig bekannt, sein Leben in den letzten Lebensjahrzehnten (er starb Mitte der 70er Jahre) war allerdings durch totale Isolation gekennzeichnet: Dinge des Alltags konnte er wegen seiner enormen Angst vor Kontamination nicht mehr anfassen, der Fußboden musste von den Angestellten mit sauberen weißen Tüchern ausgelegt werden, sie selbst mussten ihm das Essen mit weißen Handschuhen servieren. Seine Waschrituale nahmen viele Stunden in Anspruch, in den letzten Lebensjahren verließ er seine Hotelsuite kaum noch; die Vorhänge waren dauernd zugezogen, aus Angst vor einer Vermehrung der Krankheitskeime durch das Sonnenlicht.

Zu Lebzeiten von Howard Hughes gab es praktisch keine Behandlungsmöglichkeiten für diese Problematik, durch seinen Reichtum konnte er immer mehr Personen in seine immer bizarreren Rituale einbeziehen, eine Heilung im Sinne einer Besserung konnte ihm all das Geld jedoch nicht bringen. Rund 30 Jahre nach dem Tod von Howard Hughes sind wir in einer besseren Situation, was unser Verständnis von Zwangsstörungen und deren Behandlung betrifft. Das heißt natürlich nicht, wir hätten alle damit zusammenhängenden Probleme gelöst, ganz im Gegenteil: Die Zwangsstörung ist immer noch eine für Betroffene und Angehörige enorme Belastung, aber es gibt durchaus einige Möglichkeiten der Hilfestellung. Das ist Thema dieses Ratgebers.

1.2 Zwangsstörung: Marotte oder Krankheit?

Im Laufe des Lebens bilden sich bei jedem Menschen bestimmte Gewohnheiten heraus. Das ist wichtig und sinnvoll, weil uns diese Gewohnheiten alltägliche Entscheidungen abnehmen, beispielsweise bei der Zubereitung des Frühstücks, beim Tischdecken, beim Ankleiden, auf der Fahrt zur Arbeit usw. Beim Verlassen des Hauses kontrollieren wir vielleicht noch einmal den Elektroherd, wir schauen nach, ob das Fenster zur Terrasse geschlossen ist. Manche Menschen steigen auch noch einmal aus dem Auto oder vom Fahrrad um nachzusehen, ob die Haustüre auch wirklich abgesperrt ist.

Kommt Ihnen das eine oder andere bekannt vor? Die genannten Beispiele kann man wohl nicht einmal als „Marotten" bezeichnen, wie das für viele so genannte abergläubische Handlungen kennzeichnend ist, etwa auf Holz zu klopfen oder bestimmte Rituale im Berufs- oder Privatleben (beispielsweise das Mitführen von Maskottchen) zu realisieren.

Von einer krankheitswertigen (noch nicht unbedingt Krankheit!) Störung würden wir dann sprechen, wenn durch die Gewohnheiten und Rituale ein Leben nach den eigenen Zielen und Vorstellungen nicht mehr möglich ist. Ganz generell können wir für menschliche Handlungen von einem sehr breiten Spektrum an Gewohnheiten, Ritualen oder Marotten ausgehen, sie unterscheiden sich allerdings von Zwangsstörungen (vgl. Abbildung 1).

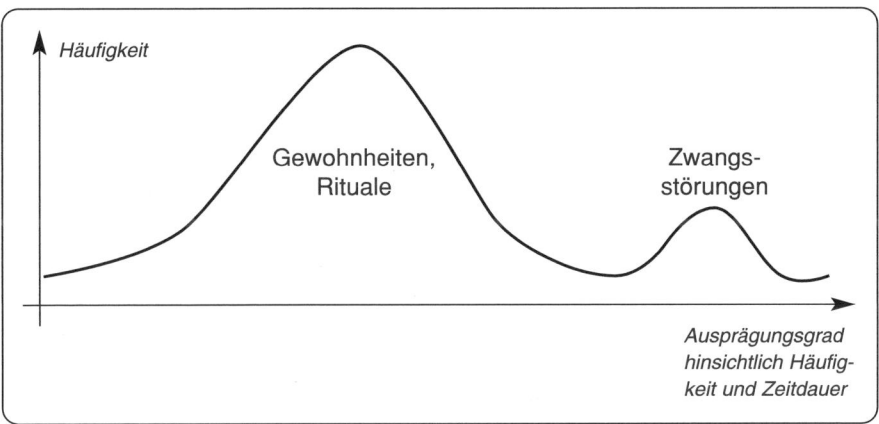

Abbildung 1: Kontinuum von Gewohnheiten und Ritualen des Alltags, Übergänge und Unterscheidung von Zwangsstörungen.

1.3 Was verstehen wir unter einer Zwangsstörung?

Für das Vorliegen einer Zwangsstörung müssen folgende Merkmale erfüllt sein:

Merkmale einer Zwangsstörung

- Es handelt sich um einen **inneren Drang**, bestimmte Dinge zu denken oder zu tun.
- Die Person leistet einen **Widerstand** gegen den Impuls.
- Die Person ist in der Lage, die **Sinnlosigkeit** der Gedanken oder Handlungen zu erkennen.
- Die Person erlebt durch die Gedanken oder Handlungen eine deutliche **Beeinträchtigung** des Lebensvollzugs.

Diese Kriterien sind auch in den diagnostischen Klassifikationssystemen (= Diagnostisches und Statistisches Manual Psychischer Störungen – DSM-IV sowie Internationale Klassifikation psychischer Störungen – ICD-10) enthalten.

In diesem Zusammenhang stellt sich für Sie als Betroffene und Angehörige vielfach auch die Frage, ob das Verhalten oder die Gedanken noch *normal* sind. Die Antwort darauf ist nicht einfach zu geben, weil die Frage der Normalität nicht nur von der Selbsteinschätzung der Person, sondern auch von der kulturellen Einbettung abhängt, dennoch: Gedanken und Handlungen sind dann als störend oder „abnormal" zu beurteilen, wenn auf Grund dieser Gedanken und Handlungen eine deutliche Beeinträchtigung des Lebensvollzugs entsteht. Als eine Faustregel für Zwangsstörungen gilt, dass man dann von einer deutlichen Störung spricht, wenn Sie wichtigen Aufgaben im Beruf oder Privatleben nicht mehr nachkommen können (z. B. wenn die Rituale mehrere Stunden täglich in Anspruch nehmen).

Mit Hilfe der Screening-Fragen in Arbeitsblatt 1 können Sie eine erste Einschätzung Ihrer Problematik vornehmen (vgl. Anhang, Seite 67).

Frau E. wurde seit ca. drei Jahren von dem Gedanken gequält, sie könnte ihre beiden Kleinkinder (2 und 4 Jahre alt) mit sog. „Gewaltgegenständen" verletzen oder gar töten. Sie räumt alle für sie „gefährlichen" Gegenstände weg, z. B. Messer, Scheren, aber auch Bügeleisen, usw. Sie ist letztlich nicht mehr in der Lage, den Haushalt und die Kinder zu versorgen und verbringt die meiste Zeit des Tages im Bett – der Hausarzt überweist sie deshalb nicht ohne Grund mit der Diagnose „Depression" zur Psychotherapie.

1.4   Welche Formen von Zwangsstörungen gibt es?

Bei Zwangsstörungen lassen sich folgende Hauptgruppen unterscheiden:

Formen von Zwangsstörungen

1. *Zwangshandlungen:* Hier unterscheidet man insbesondere Waschzwänge und Kontrollzwänge.
2. *Zwangsgedanken:* Hier unterscheidet man vor allem Bilder, Impulse und reine Gedanken.

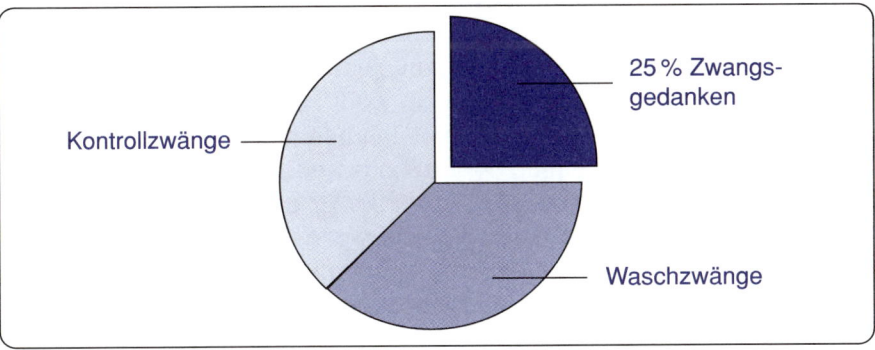

Abbildung 2: Relative Verteilung von Zwangsgedanken, Wasch- und Kontrollzwängen.

11

In der Regel treten Zwangsgedanken kombiniert mit Zwangshandlungen auf, es gibt allerdings rund 25 % an Patienten, die an rein gedanklichen Zwängen leiden. Hier sind die Gedanken nicht mit Handlungen (Waschen oder Kontrollieren) verbunden.

Beispiel: Waschzwang

Wenn Frau K. mit Gegenständen in Berührung kommt, die andere Menschen soeben angefasst haben, kommt bei ihr sofort der Gedanke: „Das ist schmutzig!" Das trifft bei der Berührung von Geld ebenso zu wie bei Türgriffen, bei Haltegriffen in der Straßenbahn, insbesondere aber auch beim Händeschütteln oder unabsichtlichem Körperkontakt. Sie versucht, sofort Reinigungsrituale zu unternehmen, sie desinfiziert Gegenstände, sie duscht sofort, wenn sie nach Hause kommt und fühlt sich dann zumindest kurzfristig erleichtert. In letzter Zeit wird auch ihr jüngster Sohn in die Waschrituale einbezogen, wenn er von der Schule nach Hause kommt. Ihren Halbtagsjob in einem Bekleidungsgeschäft musste sie vor mehr als einem Jahr wegen ihrer Problematik aufgeben.

Beispiel: Kontrollzwang

Herr T. steht knapp davor, sein gesamtes Erbe (mehrere hunderttausend Euro) für die Kontrolle von großen Teilen seines Hauses auszugeben. Er leidet unter dem Zwangsgedanken, beim Bau seines Hauses im Dachstuhl, aber auch im Fußboden, bei Leitungen usw. einen Fehler gemacht zu haben, der seinen beiden Kindern in Zukunft einen Schaden zufügen könnte. Im Prinzip weiß Herr T., dass sein Vorhaben „verrückt" ist, dennoch würde es ihn beruhigen, wenn alle Leitungen nochmals aufgestemmt, der Fußboden neu verlegt und der Dachstuhl abgetragen und neu gesetzt würde. Er selbst hat verschiedene Kontrollen bereits vorgenommen, seine eigenen Möglichkeiten stoßen jedoch an Grenzen, deshalb erscheint ihm der finanzielle Aufwand zur Bewältigung seiner enormen Angst und Unruhe durchaus angemessen.

1.5 Zur Häufigkeit und Verteilung von Zwangsstörungen

Es ist für Fachleute wie für Betroffene und Angehörige wichtig zu wissen, dass es sich bei der Zwangsstörung um eine ebenso schwere wie häufige Problematik handelt: Nach neuesten Erhebungen gehen wir heute davon aus, dass rund 1 bis 2 % der Bevölkerung im Laufe des Lebens das Risiko besitzt, an einer Zwangsstörung zu erkranken. Für Deutschland ist damit von rund einer Million Betroffener auszugehen.

Wichtig sind einige Details der Verteilung in der Bevölkerung:
– Frauen und Männer sind in etwa gleich häufig betroffen.
– Der Beginn der Störung liegt durchschnittlich bei 22 Jahren.
– Vom Beginn der Störung bis zu einer Behandlung vergehen ca. 7 bis 10 Jahre.
– In Familien gibt es eine gewisse Häufung an Betroffenen, oft auch mit anderen Angst- oder depressiven Störungen.
– Bei mehr als der Hälfte der Patienten finden sich neben der Zwangsstörung noch andere psychische Störungen.

Nach unserem heutigen Wissen kommen Zwangsstörungen in allen Kulturen vor, es gibt aber Unterschiede hinsichtlich des Inhaltes: Die Inhalte der Gedanken und Handlungen weisen demnach eine spezielle kulturelle Einbettung auf. Das zeigt sich besonders daran, dass sich gesellschaftlich bedeutsame Themen in den Inhalten von Zwangsstörungen finden: Während zu Beginn des vergangenen Jahrhunderts vor allem Themen wie Angst vor Infektionskrankheiten, aber auch vor sexuell übertragbaren Krankheiten und damit verbundene Schuldgefühle eine Rolle spielten, haben sich die Inhalte gewandelt: Ängste vor Ansteckungen sind zwar immer noch bedeutsam, aber hier kommen Themen wie Angst vor Asbeststaub, vor radioaktiver Verseuchung, oder zu Beginn der 80er Jahre vor HIV-Infektion, der Ansteckung mit dem Hanta-Virus, oder BSE, etc. als Besonderheiten vor. Religiöse (z. B. Tod oder Versündigung) ebenso wie sexuelle Themen (z. B. sexuelle Orientierung) spielen dabei immer ebenso eine Rolle wie die Thematik der persönlichen Verunsicherung.

Der Verlauf unbehandelter Zwangsstörungen

Bei vielen weniger schweren psychischen Störungen kann man durchaus davon ausgehen, dass eine Besserung auch ohne psychotherapeutische oder ärztliche Hilfe eintritt (man spricht dann von „Spontanremission"). Bei Zwangsstörungen ist davon *nicht* auszugehen, die Problematik weitet sich in der Regel aus und nimmt immer mehr Zeit und Raum im Leben des Betroffenen ein. Viele Patienten versuchen zwar, mit ihrer Problematik zurande zu kommen, das geht aber meist zu Lasten der Lebensqualität: Patienten nehmen Arbeiten an, die im Prinzip weit unterhalb ihrer Qualifikation liegen, oder sie werden frühzeitig berentet. Viele Patienten leben bei den Eltern, wobei den Angehörigen die Zukunft oft große Sorgen bereitet.

Beispiel:

Herr K., ein 35-jähriger Tischlermeister lebt wegen seiner Zwangsstörung völlig abhängig im Haushalt seiner Eltern. Verschiedene Therapieversuche haben zwar eine gewisse Linderung der Problematik, aber keinen echten Durchbruch erbracht. Die Eltern unterstützen den Patienten in seinen Kontrollzwängen, sie sehen am Abend immer mehrfach in seinem Schlafzimmer nach, ob kein Licht brennt, ob alle Fenster geschlossen sind usw. Besondere Sorgen bereitet den Eltern die Zukunft, Herr K. sollte einmal den elterlichen Betrieb übernehmen, derzeit ist er dort nur in der Lage, untergeordnete Hilfsarbeiten zu verrichten.

1.6   Ist die Zwangsstörung eine Angsterkrankung?

Eine ganz wichtige Vorstellung zur Entstehung und Aufrechterhaltung der Zwangsstörung betrifft das Thema *Angst*: Demnach dient die Zwangsstörung der Verringerung von Angst in einer belastenden Situation.

Das Argument ist nicht ganz von der Hand zu weisen: Gerade in der Kultur haben *Rituale* die Funktion, uns Übergänge in unsicheren und belastenden Situationen zu erleichtern (man denke nur an Tauf-, Hochzeits- und Beerdigungsrituale). Auch bei Zwangsritualen erleben Sie als Patient während der Durchführung eines Rituals (z. B. Waschen bei einer Kontamination; Kontrolle bei Unsicherheit) eine meist sofortige Verringerung der Angst und Anspannung. Es spricht viel dafür, dass dieser Erleichterung eine wichtige Rolle bei der Aufrechterhaltung der Rituale zukommt.

In einem der beiden Klassifikationssysteme (DSM-IV) werden die Zwangsstörungen nach wie vor den Angststörungen zugerechnet. Das zweite System der Weltgesundheitsorganisation (WHO; ICD-10) hingegen führt die Zwangsstörungen als eigene Gruppe an. Für diese letztgenannte Auffassung sprechen einige Punkte:
- Viele Patienten mit Zwangsstörungen beschreiben ihr Gefühl nicht als Angst, sondern eher als Anspannung, Unruhe, als Ärger, Ekel usw.
- Die bei vielen Angststörungen eingesetzten und wirkungsvollen Medikamente (Benzodiazepine) bringen bei Patienten mit Zwangsstörungen keine Besserung.
- Angstpatienten können die Auslöser zumeist recht konkret benennen, bei Zwangsstörungen findet man eher diffuse und auf die Zukunft bezogene Befürchtungen.

Es gibt dennoch eine Untergruppe der Zwangsstörungen, bei denen man von einer großen Nähe zum Thema Angst ausgehen kann, nämlich die Waschzwänge: Hier gibt es offenbar fließende Übergänge. Das weist darauf hin, dass wir es bei den Zwangsstörungen mit einer sehr uneinheitlichen Gruppe zu tun haben.

1.7 Die Abgrenzung der Zwangsstörungen von anderen psychischen Störungen

Die Merkmale von Zwangsstörungen sind im Prinzip sehr klar, in der Praxis ist es aber manchmal durchaus schwierig, eine genaue Abgrenzung von anderen psychischen Störungen zu leisten. Erschwert wird das noch durch den Umstand, dass bei rund der Hälfte aller Patienten mit Zwängen zusätzlich weitere Störungen diagnostiziert werden können. Die Abgrenzung ist aber wichtig, weil diese Probleme bzw. Erkrankungen durchaus andere Formen der Therapie verlangen. Die wichtigsten Störungen werden im Folgenden angeführt.

Depressionen: Charakteristisch für Depressionen ist ein Gefühl der Niedergeschlagenheit, des Verlustes angenehmer Aktivitäten, dazu kommen

Gedanken der Wert- und Sinnlosigkeit. Auf der körperlichen Ebene leiden die Patienten unter Schlafstörungen, Appetitverlust, deutlicher Verlangsamung, Müdigkeit usw. Im Unterschied zu den Inhalten des Grübelns bei Depressiven werden die Gedanken bei Zwängen eher als persönlichkeitsfremd erlebt. Die deutliche Überlappung von Zwängen und Depressionen ist seit langem bekannt, so dass vielfach ein ähnliches Grundmuster der Erkrankung vermutet wird. Auf der anderen Seite liegt es auf der Hand, dass Patienten mit Zwangsstörungen als Folge ihrer lange dauernden Problematik depressiv werden: Das Erleben der Hilflosigkeit im Umgang mit der eigenen Erkrankung stellt ein spezifisches Merkmal der Depression dar.

Schizophrenien: Die außergewöhnliche Problematik vieler Zwangsstörungen lässt Betroffene und Angehörige, nicht selten auch Fachleute, an eine Störung des schizophrenen Formenkreises denken.

Beispiel:

Frau M., eine 23-jährige Verkäuferin, zeigte eine Reihe von Ritualen, die der Umgebung, aber auch dem überweisenden Psychiater mehr als merkwürdig vorkamen. Das zentrale Ritual bestand darin, dass die Patientin den subjektiven Drang verspürte, „pendeln" zu müssen: Mit Schnüren, Gummibändern, aber auch mit Büroklammern, Taschentüchern usw. vollführte sie Pendelbewegungen – deren Unterlassung ihr massive Unruhe bereitete.

Die Abgrenzung zwischen Zwängen und Schizophrenien erfordert eine genaue Beachtung der jeweiligen diagnostischen Kriterien. Entscheidend ist, dass die Rituale bei Zwangsstörungen
– als sinnlos angesehen werden,
– dass die Person zumindest einen prinzipiellen Widerstand zeigt, und
– dass die Impulse nicht als von außen eingegeben erlebt werden.

Die Abgrenzung ist besonders zu beachten bei Gedanken sexuellen oder aggressiven Inhalts (z. B. bei dem Gedanken, jemanden sexuell belästigen oder verletzen zu wollen).

Körperliche Erkrankungen: Zwanghafte Rituale sind auch bei verschiedenen Erkrankungen zu beobachten. Hier gilt Ähnliches wie für die Schizophrenie: Die Rituale sind als Symptome im Zusammenhang mit der Grunderkrankung zu sehen und zu behandeln. Ohne Anspruch auf Vollständigkeit sind hier z. B. zu nennen

- zwanghafte Rituale bei Diabetes Mellitus,
- Rituale bei epileptischen Anfällen,
- Rituale bei Gehirnverletzungen und letztlich
- immer wiederkehrende Rituale bei Morbus Parkinson.

Zwangs-Spektrum-Störungen: Hier handelt es sich um eine sehr vielfältige Gruppe von Störungen und Erkrankungen, die in den letzten Jahren viel Aufmerksamkeit gefunden hat und die in Abbildung 3 dargestellt ist.

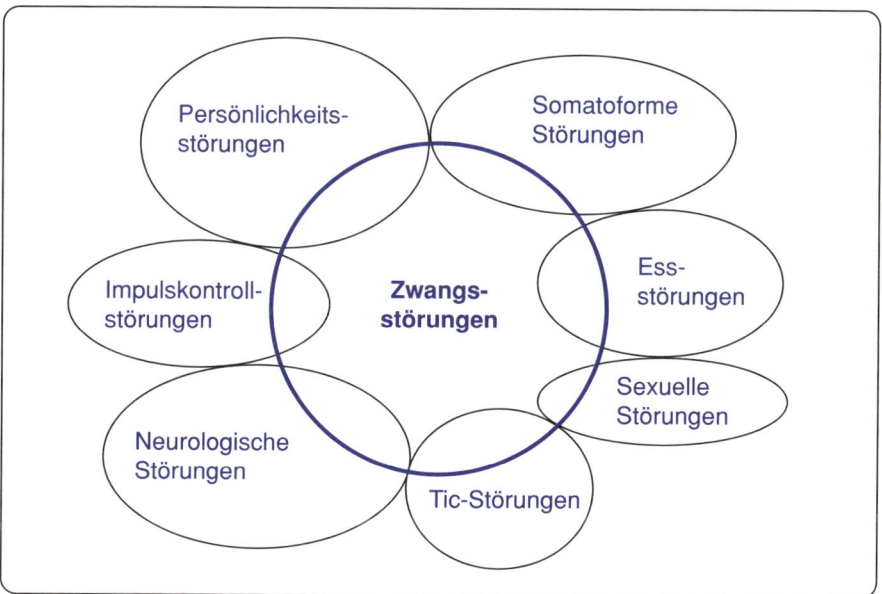

Abbildung 3: Darstellung der einzelnen psychischen Störungen und Erkrankungen, die zu den Zwangs-Spektrums-Störungen gerechnet werden.

Persönlichkeitsstörungen: Aus dem Spektrum der angeführten Erkrankungen bedürfen die Persönlichkeitsstörungen einer besonderen Erwähnung: Die Diagnostik ebenso wie die Behandlung dieser Problematik erlebt in der Psychotherapie in neuerer Zeit (d. h. seit ca. 20 Jahren) große Aufmerk-

17

samkeit. Die Zwanghafte Persönlichkeitsstörung macht nur einen Teil des ebenfalls breiten Spektrums aller Persönlichkeitsstörungen aus und ist durch die im Kasten aufgelisteten Merkmale gekennzeichnet.

Merkmale einer Zwanghaften Persönlichkeitsstörung:

– Beschäftigung mit Details, Regeln und Ordnung.
– Perfektionismus in der Erfüllung von Aufgaben.
– Arbeit und Fleiß stehen im Vordergrund zu Lasten von z. B. Freizeit und sozialen Beziehungen.
– Besondere Gewissenhaftigkeit, geringe Flexibilität.
– Sammeln z. T. unwichtiger und wertloser Gegenstände.
– Kaum Delegation von Aufgaben oder Kooperation in Arbeitsteilung.
– Besondere Vorsicht, z. B. beim Geldausgeben, geringe Großzügigkeit.

Das entscheidende Merkmal zur Unterscheidung von Zwangsstörungen und Zwanghafter Persönlichkeitsstörung besteht darin, dass sich Patienten mit einer Zwangsstörung von ihrer Störung distanzieren und dass sie darunter leiden; Personen, die eine Zwanghafte Persönlichkeit aufweisen (es ist hier z. T. gar nicht gerechtfertigt, von einer „Störung" zu sprechen), betrachten die Verhaltensmuster als zu sich selbst gehörig, quasi als Teil ihrer Persönlichkeit. Wegen des zumeist gar nicht vorhandenen Leidensdrucks kommen diese Personen in der Regel nicht mit dem Wunsch nach Änderung zum Psychotherapeuten.

1.8   Die Wirkung auf andere

Die Zwangsstörung ist dem Patienten selbst in so gut wie allen Fällen völlig rätselhaft und unverständlich. Ein Patient brachte die Situation mit folgendem Satz auf den Punkt:

„Meine Zwangsstörung ist Wahnsinn bei normalem Verstand!"

Viele Zwangsstörungen (vor allem Kontrollzwänge) beginnen gewissermaßen „schleichend", sie werden von den Angehörigen kaum als störend oder andersartig bemerkt. Ähnliches gilt für Waschzwänge, etwa wenn

Personen erst 10, dann 12, dann 15, dann 20, … Minuten benötigen, bis sie das Bad verlassen.

Vieles wird von Familien oder Ihnen als Angehörigen zunächst toleriert und z. T. unabsichtlich unterstützt, z. B. wenn die Eltern Kontrollen übernehmen. Dazu kommt, dass die Problematik von der betroffenen Person selbst zu Beginn verheimlicht und verharmlost wird. Irgendwann kommt der Punkt, an dem den Angehörigen, der Familie, Freunden, Berufskollegen etc. das Ausmaß der Problematik klar wird. Dass Personen der Umgebung hier anfangs völlig unwissend und verständnislos reagieren liegt auf der Hand – zu absurd, außergewöhnlich und fremd erscheint die Problematik. Als Eltern suchen Sie nach einer Erklärung, Sie geben sich selbst die Schuld, Sie suchen Fehler in der Erziehung oder in familiären Faktoren.

Beispiel:

Zu Beginn der Therapie eines 30-jährigen Patienten mit vielen unterschiedlichen Wasch- und Kontrollzwängen baten die Eltern um ein Gespräch mit dem Therapeuten. Das Verhalten ihres Sohnes im Badezimmer (2 bis 3 Stunden, mit merkwürdigen Geräuschen), seine Kontrollrituale beim Essen, sein aggressives Verhalten beim Unterbrechen der Rituale durch die Eltern war für sie völlig unerklärlich und machte sie entsprechend hilf- und ratlos. Sie baten den Therapeuten, ihnen doch zu erklären, ob das Verhalten ihres Sohnes bloß eine Macke (z. B. eine Bosheit) darstelle, ob es sich um eine Krankheit (des Gehirns) handle oder ob sie sich selbst versündigt hätten und dafür nun Buße tun müssten.

Es erscheint mir eine selbstverständliche Aufgabe und Pflicht von Fachleuten, Hilfestellung im Sinne einer Aufklärung zu leisten. Als Angehörige kann man Ihnen nur raten, sich an kompetente Personen zu wenden. Das Wissen um die Problematik stellt für viele Angehörige eine erste Form einer berechtigten Entlastung und eines ersten Verständnisses dar. Hilfe bieten vielfach auch Selbsthilfegruppen (vgl. Seite 46), auch telefonische Kontakte oder Information im Internet (vgl. Anhang, Seite 62 f.) oder Literatur aus der Feder von Betroffenen können hier Unterstützung leisten. Nicht zuletzt wurde dieser Ratgeber mit dem Ziel verfasst, auch Angehörigen verständliche fachliche Information zu bieten.

Zusammenfassung:

- Zwangsstörungen stellen eine ernst zu nehmende und beeinträchtigende Form einer psychischen Störung dar.
- Wir unterscheiden als wichtigste Formen die Waschzwänge, Kontrollzwänge und Zwangsgedanken.
- Betroffen davon sind rund 1 bis 2 % der Bevölkerung, Frauen und Männer in etwa gleich häufig.
- Die Störung beginnt sehr früh, mit durchschnittlich 22 Jahren, mit Wurzeln häufig schon in der Pubertät.
- Die diagnostischen Merkmale sind heute sehr klar und im Prinzip sehr präzise beschrieben.
- Es gibt viele Überlappungen mit anderen psychischen Störungen, die Abgrenzung ist manchmal ausgesprochen schwierig.
- Die Zwangsstörung ist dem Patienten und den Angehörigen zunächst rätselhaft, das erfordert entsprechende Aufklärung!

2 Wie ist die Zwangsstörung entstanden?

Die Frage nach dem WARUM steht für Sie als Patienten ebenso wie für die Angehörigen im Zentrum des Interesses. Es entspricht einem wichtigen Grundbedürfnis des Menschen, die Ursachen eigenen Verhaltens zu kennen.

2.1 Was sind mögliche Ursachen der Zwangsstörung?

Die Frage nach den Ursachen der Problematik ist zunächst völlig berechtigt. Auf der anderen Seite können wir natürlich nicht erwarten, für eine so vielfältige Störung eine einfache Ursache zu finden – noch dazu ein und dieselbe Ursache für alle Patienten, für die wohl jeweils ganz spezielle Bedingungen gelten.

Die Frage nach den Ursachen der Zwangsstörung kann man mit der Frage nach der Entstehung eines breiten Flusses vergleichen, etwa mit dem breiten Donau-Delta vor der Einmündung in das Schwarze Meer (vgl. Abbildung 4).

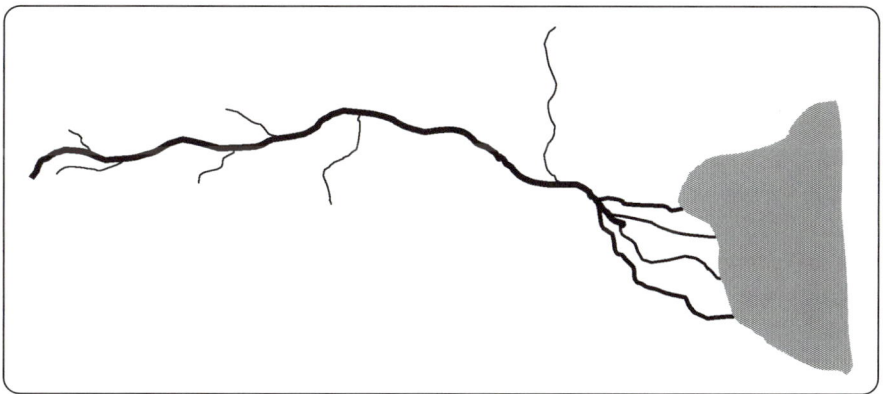

Abbildung 4: Donau-Delta: Es erscheint müßig zu fragen, woraus sich das Donau-Delta zusammensetzt. Sind es die Flüsse an der Quelle, der Inn, die Theiß, ...

Ähnlich wie im obigen Beispiel lassen sich einzelne Ursachen der Zwangsstörung im Nachhinein kaum noch ausmachen. Und bei der Erforschung der Ursachen sind wir auf das NACHHER angewiesen, denn:

Bei der Entstehung Psychischer Störungen gibt es keine Zuschauer!

Was wir lediglich tun können, ist auf einzelne *Faktoren* zu verweisen, die bei der Entwicklung eine Rolle gespielt haben könnten. Welcher Faktor welches Gewicht hat und welche Kombination von Faktoren gerade im Einzelfall zu nennen ist, muss der entsprechenden Analyse im jeweiligen Fall vorbehalten bleiben.

Folgende Faktoren können bei der Entstehung einer Zwangsstörung eine Rolle spielen:

1. *Vererbung* dient dann zur Erklärung, wenn wir eine Häufung einer psychischen Störung innerhalb einer Familie finden. Das trifft bei Zwangsstörungen durchaus zu, bei rund 30 % der Patienten finden sich bei Verwandten ersten Grades ebenfalls ähnliche „neurotische" Störungen (aber nicht unbedingt Zwänge, sondern Ängste, Depressionen usw.). Der Faktor Vererbung ist damit nicht außer Acht zu lassen, die fehlenden 70 % zeigen, dass daneben auch andere Punkte eine Rolle spielen müssen.

2. Der Gesichtspunkt der *Kindheit* wird vor allem von Vertretern der Tiefenpsychologie geltend gemacht: Demnach werden die wichtigsten Muster unserer Entwicklung in der Kindheit erworben und festgelegt. An diesem Prinzip ist durchaus einiges richtig, für die Zwangsstörungen zeigt sich allerdings, dass etwa Rituale bei so gut wie allen Kindern zu finden sind (z. B. nicht auf Fugen zu steigen oder bestimmte Einschlafrituale). Nur wenige Erwachsene aber entwickeln Zwänge.

3. Die *Erziehung* dient oft als sehr allgemeiner Hinweis auf eine Fehlentwicklung („Was haben wir als Eltern falsch gemacht?"). Bei der Entstehung von Zwangsstörungen kann man kaum „die" Erziehung als allgemeinen Faktor geltend machen. Sicherlich gibt es innerhalb des Verlaufs der Erziehung Merkmale, die eine Entstehung von Zwängen eher begünstigen können. Dazu gehören Vorbildwirkungen der Eltern (Kinder übernehmen bestimmte Muster) ebenso wie ein Klima der speziellen Verunsicherung (z. B. durch einen alkoholkranken Vater). Man könnte in diesem Sinne die Zwangsstörung als einen Versuch des Patienten sehen,

Sicherheit in einer unsicheren Situation zu erreichen. In jedem Falle müssen die Merkmale der Erziehung für den Einzelfall betrachtet und geprüft werden.

4. Inwieweit Merkmale der *Persönlichkeit* die Entstehung einer Zwangsstörung begünstigen können, kann man durchaus diskutieren. Nach heutiger Auffassung sind es allerdings weniger stabile Merkmale der Persönlichkeit, sondern bestimmte Muster an Einstellungen und Bewertungen („Ich muss alles perfekt machen!", „Es ist furchtbar, bestimmte Gedanken zu haben!"), die für die Entstehung und vor allem Aufrechterhaltung der Zwänge entscheidend sind. Interessant dabei ist, dass die Inhalte der Zwangsstörung gewissermaßen eine Art *Kontrast* zum Leben des Betroffenen darstellen: Ein blasphemischer religiöser Gedanke („Jesus ist schwul!") macht einem religiösen Menschen größte Probleme, ebenso ein aggressiver Gedanke („Ich könnte meine Kinder töten!") einer besonders friedfertigen, unterwürfigen Mutter. Dieselben Gedanken machen einem Freidenker ebenso wenig Probleme (im ersten Fall) wie einer Mutter, die ihren Kindern fallweise eine Tracht Prügel verabreicht (im zweiten Fall).

5. *Massive Belastungen* werden bei praktisch allen psychischen Störungen, so auch bei Zwängen zumindest als Auslöser immer wieder angeführt. Solche belastenden Ereignisse (z. B. Scheidung, Tod eines geliebten Menschen) stellen natürlich besondere Anforderungen an die Bewältigung des eigenen Lebens. Nicht umsonst haben Menschen für solche Situationen auch Rituale entwickelt (z. B. Beerdigung, Trauerjahr usw.). Im Zusammenhang mit anderen angeführten Faktoren kann man außergewöhnlichen Belastungen durchaus einen Beitrag für die Entstehung von Zwängen zuerkennen. Als alleinige Erklärung reichen sie ebenso wenig aus wie ein einzelner der anderen genannten Faktoren.

2.2 Warum verschwinden die Zwänge nicht von selbst?

Die Zwangsstörung stellt für Sie als Betroffenen eine enorme Belastung dar, sie behindert Sie in Ihrem Berufs- und Alltagsleben. Daher stellt sich die Frage, warum eine so „unsinnige" Störung nicht von selbst verschwindet, wo sie doch nutzlos und sogar schädlich ist.

Die Zwangsstörung scheint für das Leben des Betroffenen eine wichtige Rolle zu spielen, sonst hätte sie sich nicht so hartnäckig eingenistet. Folgende Punkte sind zu nennen: Die Gedanken von Personen mit Zwangsstörungen sind gar nichts Besonderes: Viele Menschen haben im Prinzip ähnliche Gedanken wie Betroffene, z. B.: „Habe ich mich beim Händeschütteln angesteckt?", „Habe ich das Bügeleisen ausgeschaltet?", „Da war ein Geräusch am Auto – könnte ich jemanden angefahren haben?"

Praktisch alle diese Gedanken verschwinden wieder von selbst, bei einigen Personen – bei Patienten mit Zwangsstörungen „rastet" der Gedanke ein wie bei einem Zahnrad und damit stellt sich die entscheidende Frage:

Was macht aus einem Gedanken einen Zwangsgedanken?

Dabei scheinen mehrere Stufen eine Rolle zu spielen, nämlich

1. Die Person verbindet mit dem Gedanken eine bestimmte *Bedeutung*, er ist wichtig im Zusammenhang mit anderen wichtigen Dingen im Leben der Person (z. B. oben: Religiosität; Schuld; Verantwortung usw.).

2. Da der Gedanke eine besondere Bedeutung besitzt, lässt der Gedanke auch nicht kalt, er ist wichtig und das bedeutet für die Person auch eine besondere *Beunruhigung*. Diese Beunruhigung ist für die Person sehr unangenehm und sie versucht alles, um sie zu verringern oder zu beenden.

3. Damit kommt der wichtigste aufrechterhaltende Faktor ins Spiel: Die Person kann den Gedanken zumindest kurzfristig beenden, indem sie dem Gedanken eine Handlung (z. B. Hände waschen) oder einen anderen Gedanken (z. B. „Gott ist gut!") entgegensetzt – wir sprechen von *Neutralisierung*. Das führt zu einer kurzfristigen Erleichterung und Beruhigung für den Patienten, die für ihn sehr angenehm ist („Es gibt nichts Schöneres, als wenn der Schmerz nachlässt!").

Dieser gesamte Ablauf der Stabilisierung von Zwängen lässt sich an Abbildung 5 verdeutlichen.

Grundsätzlich gesehen besteht Ihre Zwangsstörung damit aus *zwei Teilen*, nämlich zum Ersten aus einem aufdringlichen Gedanken (z. B. „Ich könnte ein Kind töten!") und zum Zweiten in dem zumindest kurzfristig hilfreichen Versuch der Unterdrückung oder Beendigung des Gedankens („Ich muss sofort alle Gewaltgegenstände wegräumen!").

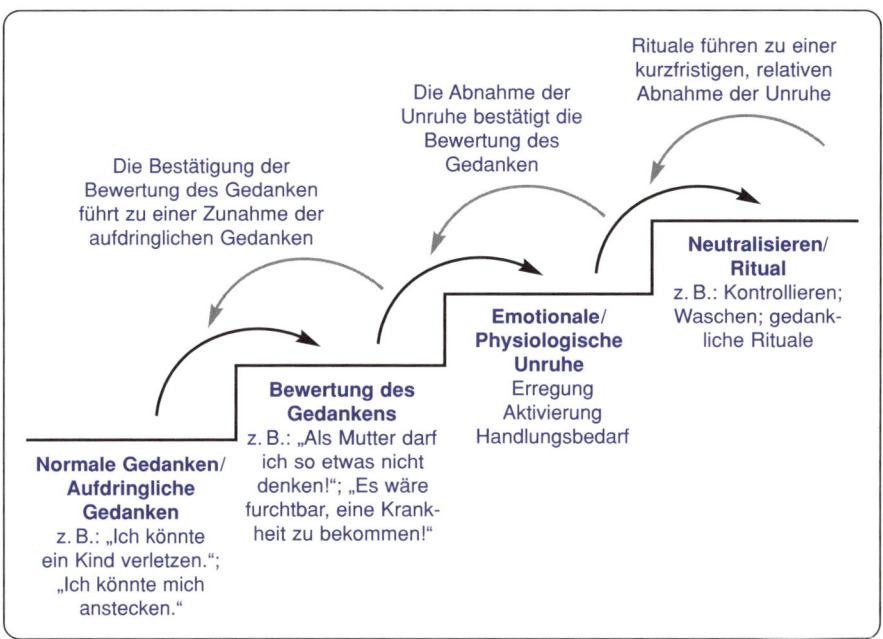

Abbildung 5: Prinzip eines Stufenmodells der Aufrechterhaltung von Zwängen.

Wichtig ist zu wissen, dass das *Neutralisieren* nur kurzfristig hilft, die Unruhe und Unsicherheit in den Griff zu bekommen: Sehr bald entsteht neue Unruhe, der Gedanke kommt sehr bald wieder, weil es ganz einfach nicht möglich ist, Gedanken zu unterdrücken (Sie haben das vielleicht schon versucht, wenn ein „Ohrwurm" lästig geworden ist).

Das *Neutralisieren* ist damit selbst ein wichtiger Teil Ihrer Zwangsstörung und es hält die Problematik mit aufrecht. Wir sprechen auch davon, dass das Neutralisieren die Aufgabe einer Vermeidung beinhaltet, die sich ganz hartnäckig in unserem Verhalten breit gemacht hat. An einem Scherz kann man das verdeutlichen:

Ein Mann kommt zum Psychiater, während des Gesprächs schnippt er andauernd mit den Fingern. Schließlich stellt der Psychiater die Frage: „Sie haben während des Gesprächs immer wieder mit den Fingern geschnippt, können Sie mir sagen, was es damit auf sich hat?" Darauf der

Patient: „Ich vertreibe damit die Fledermäuse!" Darauf der Psychiater: „Aber hier gibt es doch gar keine Fledermäuse!" Und der Patient: „Ja eben, sehen Sie!"

Die oben angeführte Unterscheidung in den beunruhigenden Gedanken („Ich habe mich beschmutzt!" oder „Habe ich die Türe auch abgeschlossen?") einerseits und eine beruhigende Zwangshandlung (hier: Waschen bzw. Kontrollieren) andererseits, ist auch für die spätere Behandlung ganz entscheidend (s. dazu ab Seite 32 und den folgenden Seiten).

2.3   Warum sind Zwangsstörungen so stabil?

Zwangsstörungen haben natürlich mit dem Leben des Betroffenen zu tun, mit seinen Wertvorstellungen, mit den Dingen, die ihm im Leben wichtig sind. Das allein erklärt noch nicht, was Zwänge so stabil im Verhalten der Person verankert.

Neben dem angeführten Punkt der Neutralisierung oder *Vermeidung* ist die problematische (manchmal durchaus verheerende!) Wirkung der im Prinzip gut gemeinten Unterstützung durch Partner, Eltern oder allgemein der Familie zu nennen. Der Patient bittet Personen der nächsten Umgebung, Dinge noch einmal zu kontrollieren, damit er die Unruhe besser ertragen kann, er bittet sie, Gegenstände nochmals zu waschen oder selbst zu duschen usw. Damit entsteht eine zunehmende Vernetzung, die für die Aufrechterhaltung der Zwangsstörung geradezu verhängnisvoll wird.

Beispiel:

Nach dem Erstgespräch mit einer ca. 45-jährigen Patientin zögert diese, mir zum Abschied die Hand zu geben. Frau C. begründet dies damit, dass sie größte Unruhe und Angst vor Verschmutzung spürt, weil ich den Stift während des Gesprächs einmal vom Boden aufgehoben hatte. Beim nächsten Termin schildert sie mir, wie sie und die Familie damit umgegangen sind: Zunächst musste sie selbst duschen, die gesamte Kleidung wurde gewaschen, und dasselbe verlangte sie von ihrem Sohn (der sie mit dem Auto zur Therapie gebracht hatte) und von der sie begleitenden Tochter. Diese Rituale der gesamten Familie hatten sich schleichend ausgebildet, keines der Mitglieder konnte sich dem „Terror" (wie die Patientin das selbst nannte) entziehen, weil sonst ihre Angst, Unruhe und Verzweiflung ins Unermessliche gestiegen wäre.

In der Momentaufnahme erscheinen viele der Vernetzungen kaum verständlich bis absurd. Die meisten dieser Rituale haben wie bei Frau C. ganz einfach und geradezu harmlos begonnen (der Vergleich mit einer Lawine ist durchaus angebracht) – die Auswirkungen sind zumeist so, dass sie nur schwer rückgängig zu machen sind.

2.4 Diagnosen und Fehldiagnosen: Die „Karrieren" von Patienten mit Zwangsstörungen

Die Merkmale von Zwangsstörungen erscheinen auf den ersten Blick durchaus klar. Dennoch werden viele Zwänge auch von Fachleuten ganz einfach nicht erkannt und falsch diagnostiziert, mit durchaus problematischen Folgen. Als ein besonderes Merkmal der Problematik muss genannt werden, dass Patienten ihre Problematik selbst den nächsten Angehörigen gegenüber so lange verheimlichen, wie dies nur möglich ist.

Beispiel:

Die oben genannte Frau E. hat ihre Gedanken, die sich auf die Tötung ihrer Kinder bezog, mehr als zwei Jahre lang vor ihrem Mann verheimlichen können. Auch ihr Hausarzt wusste davon nichts. Sie äußerte die Gedanken allerdings gegenüber einem Priester, der ihr den Rat gab, sich an einen Psychotherapeuten zu wenden.

Die genannte Verheimlichung ist vermutlich auch *ein* Faktor, der dazu beiträgt, dass es 7 bis 10 Jahre dauert, bis Personen mit Zwangsstörungen eine kompetente Behandlung erhalten. Damit verbunden ist natürlich eine Verschlechterung der Störung, die ja mehrere Jahre das Leben der Person beeinträchtigt. Ein *weiterer* Faktor mag mit dem Umstand zusammenhängen, dass Zwangsstörungen in unserem Gesundheitssystem kaum richtig erkannt und zugewiesen werden. Daraus entstehen dann sog. „Krankheits-karrieren", Irrwege von Patienten, die den Mut zur Therapie nicht gerade erhöhen.

Beispiel:

Herr B., ein 38-jähriger Patient leidet seit ca. 20 Jahren unter sehr schweren Wasch- und Kontrollzwängen, die bis zu 8 Stunden pro Tag in Anspruch nehmen. Zum Verlauf gibt Herr B. an

- Beginn der Zwänge mit 18 Jahren.
- Aufsuchen des Hausarztes, Abitur mit medikamentöser Unterstützung.
- Therapie beim Heilpraktiker.
- Aufsuchen eines Psychiaters (ambulant), Diagnose: „Symptomfreie Schizophrenie".
- 24 Jahre: Psychiatrische Klinik, 12 Wochen, Behandlung mit Neuroleptika.
- Heilpraktiker, pflanzliche Medikamente.
- Hausarzt, Überweisung in die Psychiatrie.
- Ab ca. 28 Jahren: arbeitsunfähig, großteils krank geschrieben.
- 2 Jahre Psychoanalyse, gewisse Beruhigung.
- Eltern ziehen einen Priester zur Behandlung hinzu, Patient lebt zu Hause.
- 35 Jahre: Der Patient erfährt zufällig von der Möglichkeit einer ambulanten Verhaltenstherapie.

In den einführenden Darstellungen wurde von der Notwendigkeit einer korrekten Diagnostik und einer frühen Erkennung der Problematik gesprochen. Es kann nicht oft genug betont werden, dass eine korrekte störungsorientierte Diagnostik genau am Problem des Patienten die Voraussetzung für eine ebenso korrekte Behandlung darstellt.

Natürlich tragen Sie als Patient auch mit dazu bei, dass die Problematik nicht korrekt und nicht früh genug erkannt wird: Auf die Problematik der *Verheimlichung* wurde bereits hingewiesen. Für den Betroffenen erscheint die Problematik aus der Innensicht geradezu „normal", wie das folgende Beispiel zeigt:

Frau Z., eine 22-jährige Verkäuferin, fällt erst auf, dass an ihrem eigenen Verhalten etwas nicht stimmen könnte, als sie ihren Job verliert, weil sie immer häufiger zu spät zur Arbeit kommt. Sie benötigt zum Toilettengang und zum Duschen ca. 1 bis 2 Stunden, vom Hausarzt darauf angesprochen meint sie: „Mir ist das gar nicht aufgefallen, ich habe gedacht, das ist ganz normal!"

2.5 Ist ein Patient mit einer Zwangsstörung nicht gefährlich?

Vereinfacht gesagt: NEIN, d. h. er ist nicht gefährlicher als andere Personen auch. Die von Patienten geäußerten aggressiven, blasphemischen oder sexuellen Gedanken werden von ihnen *nicht* in Handlungen umgesetzt.

2.6 Ungewöhnliche Zwänge

Viele Denk- und Verhaltensmuster bei Patienten mit Zwangsstörungen erscheinen vor allem dem Außenstehenden befremdlich bis bizarr. Während man sich in Angststörungen (z. B. auch Platzangst, Höhenangst etc.) oder auch in das Gefühl der Niedergeschlagenheit bei der Depression durchaus einfühlen kann, bleibt die Gedankenwelt von Personen mit Zwängen fremd und unverständlich. Verwiesen werden kann dabei auf Beispiele, die bisher angeführt wurden.

Neben dieser Befremdlichkeit von insbesondere ungewöhnlichen Zwängen spielt bei rund 10 % der Patienten ein weiteres Merkmal eine Rolle, das den Zugang zur Problematik und vor allem eine Therapie erschwert: Als wichtig für die Diagnose von Zwangsstörungen war bereits das Kriterium genannt worden, dass der Patient den Inhalt seiner Gedanken und Handlungen im Prinzip als *sinnlos* erkennt – er sich also davon distanziert. Es gibt nun eine Untergruppe an Patienten, bei denen dieses Kriterium nicht oder nicht immer zutrifft.

Beispiel:

Frau Y., eine 30-jährige allein stehende Frau wird von dem Gedanken gequält, sie könnte den kleinen Kindern ihres Bruders Schaden zufügen. Der Gedanke bezieht sich in erster Linie auf mögliche Vergiftungen durch Rückstände in Nahrungsmitteln und in der Bekleidung. So kauft sie immer wieder kleine Geschenke für ihre Nichten und Neffen, sie versucht diese vor der Übergabe so lange zu reinigen, zu desinfizieren oder anderweitig zu behandeln (z. B. zu erhitzen, kochen etc.), bis sie praktisch unbrauchbar geworden sind. In ihrer Wohnung befinden sich ganze Kartons voll solcher inzwischen unbrauchbar gewordener Geschenke (Kleider, Puppen, Spielsachen, aber auch Schokolade usw.). Frau Y. kann die Sinnlosigkeit ihrer Gedanken und Handlungen nur ganz selten zugeben; im Prinzip ist ihr der Gedanke unerträglich, sie könnte die Kinder schädigen – noch dazu wo sich der mögliche Schaden erst in ferner Zukunft zeigen könnte.

Patienten mit solchen ungewöhnlichen Zwängen stellen für die Therapie ein ganz besonderes Problem dar: Fachleute sprechen von „überwertigen Ideen", die eine Auseinandersetzung mit der Problematik praktisch verhindern.

Zusammenfassung:

Nach der Diagnose einer Zwangsstörung fragen Sie sich als Betroffene ebenso wie als Angehörige und auch Fachleute, wie diese ungewöhnliche Problematik entstehen konnte. Dabei sind für jeden Patienten unterschiedliche und ganz spezielle Bedingungen anzuführen. Es wäre auch vereinfacht und sicher nicht zutreffend zu meinen, wir könnten auf „DIE" Ursache der Zwangsstörung verweisen. Es lassen sich allerdings ein paar Punkte anführen, die im Einzelfall jeweils eine unterschiedliche Rolle spielen können:
- Faktoren der Genetik bzw. der Vererbung,
- Merkmale der Entwicklung in der Kindheit,
- Faktoren der Erziehung, hier insbesondere der Verunsicherung,

- Aspekte der Persönlichkeit, besonders der Bewertung von Gedanken und Erfahrungen,
- massive Belastungen im Laufe des Lebens als Hintergrund.

Den Beginn von Zwangsstörungen kann man sich als einen schrittweisen (stufenartigen) Vorgang vorstellen, bei dem vor allem die Bewertung eines Gedankens und der Versuch, den Gedanken durch Handlungen zu unterdrücken, d. h. zu Neutralisieren, die wohl entscheidenden Elemente sind.

Die Stabilität der Zwangsstörung erklärt sich u. a. durch eine Kombination von Faktoren des Problems selbst mit Reaktionen der Umgebung und mit Schwierigkeiten im Gesundheitssystem:
- Der Patient selbst versucht, sein Problem zunächst lange Zeit zu verheimlichen.
- Die Angehörigen „unterstützen" den Patienten, sie halten damit die Problematik aber unbeabsichtigt aufrecht.
- Viele Fachleute erkennen die Problematik nicht oder nicht rechtzeitig.

Zwangsstörungen stellen damit ein sehr breites, uneinheitliches Störungs- oder Krankheitsbild dar, bei dem eine Kombination von verschiedenen Faktoren als Ursachen anzusehen ist. Zudem sind sie auf unterschiedlichen Ebenen beschreibbar, nämlich auf der körperlichen (Gehirn-)Ebene, auf der gedanklichen und auf der Verhaltensebene. Alle Ebenen müssen bei der Behandlung beachtet werden.

3 Die Behandlung von Zwangsstörungen oder: Was kann man tun?

Bis vor ca. 40 Jahren galten Patienten mit Zwangsstörungen als unbehandelbar, die Patienten wurden bestenfalls beruhigt, betreut oder verwahrt. Mitte der 60er Jahre wurde in England das Prinzip der *Konfrontation und Reaktionsverhinderung* entwickelt, das einen echten Durchbruch in der Behandlung von Zwängen erbrachte. Das Prinzip steht auch im Mittelpunkt der Überlegungen in diesem Ratgeber, allerdings erfordert die Durchführung des Verfahrens zusätzliche Maßnahmen, die Sie als Betroffener, als Angehöriger und natürlich als Therapeut kennen sollten.

3.1 Wie bereitet man die Behandlung vor?

Die Überweisung eines Patienten zu einem kompetenten Verhaltenstherapeuten, der mit der Behandlung von Zwangsstörungen vertraut ist, ist ein erster wichtiger Schritt. Im Vorfeld der Behandlung gibt es viele Irrwege, die Patienten auf sich nehmen müssen, um an eine „gute Adresse" zu gelangen. Im Kapitel 3.8 wird deshalb eine Art *Wegweiser* („Wie findet man einen guten Verhaltenstherapeuten?") angeführt.

Abgesehen von der fachlichen Kompetenz des Therapeuten ist es für Sie als Patient wichtig, zum Therapeuten *Vertrauen* zu gewinnen: Nach dem Erstgespräch sollten Sie den Eindruck haben,
– hier an der richtigen Stelle zu sein,
– dass der Therapeut Sie unterstützt,
– und dass es sich lohnt, wiederzukommen.

Gerade für Patienten mit schweren und oft lange Zeit andauernden Zwängen ist es gar nicht einfach, sich einem Therapeuten anzuvertrauen und sich auf eine mögliche Veränderung einzulassen. Das hängt mit z. T. schon angedeuteten Merkmalen der Situation von Zwangspatienten zusammen:
– Der *Unsicherheit* des Patienten, ob Psychotherapie überhaupt das Richtige ist (oder vielleicht doch ein Heilpraktiker oder ein Kuraufenthalt?).
– Mit einer oft lange dauernden Erfahrung von *erfolglosen Behandlungsversuchen*: Warum sollte Ihnen gerade die nun begonnene Therapie Besserung bringen?

– Therapeutische *Veränderung* erscheint dem Patienten mühsam und schwierig, noch dazu mit einem unbekannten Ausgang. Wieso sollte man sich darauf einlassen?
– Die Unsicherheit des Patienten zeigt sich in einer oft „*schwierigen*" *Interaktion* mit dem Therapeuten: Muster der Abhängigkeit („Sie sind meine letzte Hoffnung!") wechseln sich mit Merkmalen der Hoffnungslosigkeit („Sie können mir sicher auch nicht helfen!") ab.

Als eine ganz wichtige Voraussetzung für jede Form von Psychotherapie wird zu Recht die konkrete Bereitschaft des Patienten genannt, sich auf den Prozess der Veränderung einzulassen. Ihre *Motivation* als Patient ist aber ein Merkmal, bei dessen Aufbau der Therapeut Ihnen helfen kann, z. B. durch
– Unterstützung in ersten kleinen Schritten, schon bei der Sammlung von Information über die Entstehung und den Verlauf der Störung,
– eine vorläufige Erklärung des Problems (s. dazu genauer ab Seite 21 und den folgenden Seiten),
– eine Ermutigung in ersten kleinen Schritten der Veränderung, und
– die Verstärkung Ihrer Bemühungen, Lob für den Beginn der Therapie und der ernsthaften Auseinandersetzung mit Ihrem Problem.

3.2   Die Behandlung – oder: Was hilft?

Das oben genannte Prinzip der *Konfrontation* und *Reaktionsverhinderung* stellt das unverzichtbare Element der Behandlung dar. Ohne eine entsprechende Vorbereitung (s. Kapitel 3.1) bzw. ohne zusätzliche Maßnahmen kann aber auch ein hilfreiches Prinzip kaum greifen. In der Behandlung von Zwangsstörungen spielen deshalb zusätzliche Behandlungselemente eine wichtige Rolle, nämlich
– Merkmale des *Lernens*: In der Therapie von Zwängen steht man nicht selten vor der Aufgabe, Phasen des Lernens von „Selbstverständlichkeiten" gewissermaßen nachholen oder nachvollziehen zu müssen (z. B. im Beruf, im Alltagsleben).
– Information über *Standards*: Als Patient haben Sie im Laufe der Zeit das Gefühl für alltägliche Verrichtungen verloren („Wie oft soll ich duschen?"; „Wie häufiges Kontrollieren ist noch normal?"). Hinweise aus der Umgebung des Patienten sind hier besonders hilfreich.
– Schrittweise *Konfrontation* mit schwierigen Situationen. Das konkrete Vorgehen wird ab Seite 34 und den folgenden Seiten im Detail erläutert.

- *Gedankliche Veränderungen*, d. h. Überdenken von Einstellungen, Bewertungen usw. Näheres dazu beim Thema „Kognitive Therapie" auf Seite 50.
- Unterstützungen im Bereich *Partnerschaft* und Familie. Die Problematik hat in der Regel vielfache Auswirkungen auf Beziehungen. In vielen Fällen ist deshalb neben der Therapie des Zwanges auch eine Partnertherapie angezeigt.
- Hilfestellung bei der *Aufrechterhaltung* von positiven Veränderungen: Es ist nicht selbstverständlich, dass die Besserung stabil bleibt, deshalb müssen hier gezielt Hilfestellungen angeboten werden.

3.2.1 Konfrontation und Reaktionsverhinderung

Konfrontation und Reaktionsverhinderung sind die entscheidenden Elemente bei der Behandlung von Zwangsstörungen.

Das Vorgehen verlangt zunächst eine ganz präzise Erfassung (Diagnostik) derjenigen Situationen, die die Angst und Unruhe bei Ihnen auslösen (oft Gedanken). Zusätzlich müssen die Verhaltensmuster identifiziert werden, die eine kurzfristige Beruhigung erbringen (Vermeidung/„Neutralisieren"). Hier können Sie als Patient die entscheidenden Informationen liefern, die dann therapeutisch nutzbar gemacht werden.

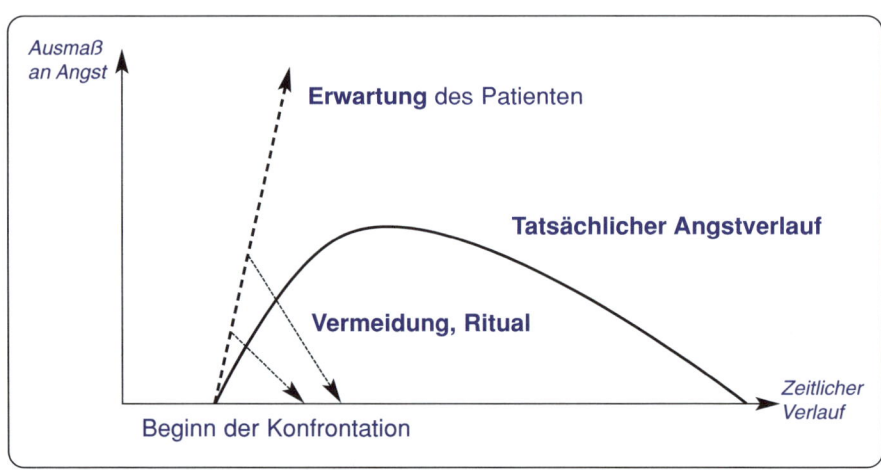

Abbildung 6: Prinzip der Konfrontation und Reaktionsverhinderung.

Das eigentliche Prinzip der Behandlung wird Ihnen vom Therapeuten schrittweise und in möglichst einfachen, verständlichen Worten, zumeist auch mit Grafiken und Skizzen erklärt (vgl. Abbildung 6).

Ihr Therapeut bzw. Ihre Therapeutin wird Ihnen zunächst erklären, dass eine Vermeidung von Angst und Unruhe auslösenden Situationen letztlich nur zu einer weiteren Stabilisierung Ihrer Zwänge führen wird. Das kann man anhand der folgenden Skizze verdeutlichen.

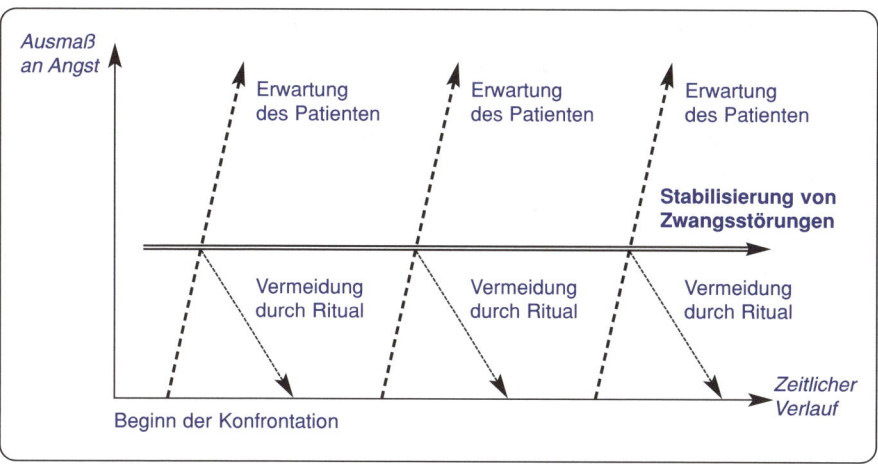

Abbildung 7: Die Stabilisierung von Ritualen durch Vermeidung („Neutralisieren").

Die praktisch einzige Möglichkeit zur Überwindung der Angst und Unruhe sowie der Rituale besteht darin, dass Sie sich den auslösenden Gedanken stellen. In der Praxis verwende ich dafür häufig folgendes Bild:

„Stellen Sie sich vor, das sind Sie, Frau X. (ich halte einen Stift in einer Hand in die Höhe); stellen Sie sich weiter vor, das ist Ihre Angst und Unruhe, die Gedanken, die Sie so sehr beeinträchtigen und die Sie fürchten (ich halte ein Stück Kreide in der anderen Hand). Immer wenn Sie versuchen, vor der Angst davonzulaufen (der Stift bewegt sich), läuft Ihnen die Angst und Unruhe hinterher (die Finger meiner Hand verschränken sich und das Kreidestück bewegt sich gleichmäßig mit dem Stift). Die einzige Möglichkeit, Ihre Angst zu bewältigen, besteht darin, stehen zu bleiben (ich halte die Hand mit dem Stift an) und der Angst ins Gesicht zu blicken (ich halte den Stift waagrecht, direkt gegenüber dem Kreidestück)."

Die Skizzen in Abbildung 6 und in Abbildung 7 werden im Verlauf der Therapie idealerweise gemeinsam mit dem Therapeuten *entwickelt*. Dabei ist es nicht so wichtig, dass alle Details korrekt wiedergegeben werden, wichtig ist vielmehr die Stimmigkeit mit Ihrem Erleben als Patient, d. h. dass Sie sich und Ihre Problematik darin wieder erkennen.

Es ist entscheidend, das *Prinzip* zu begreifen und in der Therapie auch umzusetzen. Ebenso bedeutsam ist es auch, dass Sie als Patient das Prinzip genau auf Ihre Situation, auf Ihre Ängste und auf Ihre Vermeidungsrituale beziehen können:

Prinzip:

Situationen, Gedanken und Verhaltensmuster, die die Angst und Unruhe *auslösen* und erhöhen, bedürfen der *Konfrontation*. Gedanken und Verhaltensmuster, die die Angst und Unruhe beim Patienten *reduzieren* (d. h. Vermeidungsrituale) bedürfen der *Reaktionsverhinderung*. Sie sollten also die Angst aushalten und Zwangsrituale unterlassen, bis die Angst von selbst wieder abnimmt.

Die Durchführung des Verfahrens der Konfrontation und Reaktionsverhinderung verlangt vom Therapeuten entsprechende *Erfahrung*. Wenn Sie sich an einen Therapeuten wenden, der entsprechende Kompetenzen in der Behandlung besitzt, können Sie davon ausgehen, dass Sie „in guten Händen" sind, d. h. dass der Therapeut korrekt einschätzen kann, was Ihnen zugemutet werden kann und was nicht.

Das Verfahren der *Konfrontation und Reaktionsverhinderung* wurde in den vergangenen Jahren vielfach und ausführlich beschrieben, so dass das *Prinzip* bekannt ist. Das Verfahren spielt mittlerweile nicht nur in der Behandlung aller Angststörungen (Phobien, Posttraumatische Belastungsstörungen, Generalisierte Angst) eine unverzichtbare Rolle. Auch bei anderen psychischen Störungen, z. B. bei der Behandlung von Essstörungen, bei der Therapie des Alkoholmissbrauchs usw. wird das Verfahren mit durchaus gutem

Erfolg eingesetzt. In der genauen *Umsetzung* bei der Therapie von Zwangsstörungen sind jedoch einige Punkte zu beachten, über die Sie als Betroffener oder als Angehöriger Bescheid wissen sollten. Einige dieser Punkte werden im Folgenden angeführt.

1. Vor der Durchführung des Verfahrens sollte die prinzipielle *ärztliche Unbedenklichkeit* geklärt werden: Das Verfahren ist für Sie als Patient zwar keineswegs so belastend, wie das vielfach in den Medien oder in Berichten ehemaliger Patienten dargestellt wird. Der für den Therapieantrag verlangte Konsiliarbericht dient hier dem Schutz des Patienten und der Absicherung des Therapeuten.

2. Sollte man die Konfrontation in der *natürlichen Umgebung* durchführen? *Ja, unbedingt!* Die Ängste und die Unruhe des Patienten beziehen sich in der Regel nicht auf Situationen in der therapeutischen Umgebung, sondern sie treten zu Hause, in der Freizeit, im Alltag auf. Deshalb sollten die Konfrontationsübungen unbedingt zu Hause durchgeführt werden. Das gibt für praktische Belange durchaus einige Probleme (z. B. Entfernung vom Praxissitz), diese können und dürfen jedoch nicht als unüberwindlich gelten. Ein in der Behandlung mit Zwangsstörungen erfahrener Therapeut wird die konkreten Übungen mit Ihnen in der natürlichen Umgebung planen und durchführen. Das schließt natürlich nicht aus, dass erste Übungen, Vorstufen der Konfrontation bereits am Ort der Therapie begonnen werden.

3. Das Prinzip der Konfrontation besteht darin, dass Sie erleben, wie die Angst und Unruhe beim Kontakt mit auslösenden Situationen zunächst ansteigen. Durch den Verbleib in der Situation machen Sie nach längerer Zeit die konkrete *Erfahrung*, dass die Unruhe abklingt, auch wenn Sie auf das Vermeidungsverhalten (Ritual) verzichten. Ein entscheidender Punkt bei der Durchführung ist damit die *Dauer* der Konfrontation: Exakte Zeiten lassen sich hierfür kaum angeben, wichtig ist allerdings, dass die Erregung bei Ihnen einen Höhepunkt überschritten haben sollte, bevor die Situation verlassen wird. Anzumerken ist, dass dies durchaus mehrere Stunden in Anspruch nehmen kann. Vom Patienten ebenso wie vom Therapeuten wird deshalb für die Organisation der Übung einige Flexibilität verlangt.

4. Ein wichtiger Punkt in der Durchführung betrifft die Frage, ob der Patient von Beginn an mit den für ihn schwierigsten Situationen konfrontiert werden sollte. Dieses Vorgehen der sog. *„massierten Konfrontation"* stellt sich immer wieder als besonders wirkungsvoll heraus, weil damit

gewissermaßen „der Stier bei den Hörnern gepackt" wird. Sie lernen dabei, dass Sie sich durchaus der schlimmsten Situation stellen – und dass Sie diese bewältigen können. Viele Patienten sind (aus unterschiedlichen Gründen) nicht zu dieser Form der massierten Konfrontation bereit oder in der Lage. Hier bietet das schrittweise Vorgehen der sog. „*graduierten Konfrontation*" durchaus eine Alternative: Gemeinsam mit dem Patienten wird hier eine Abstufung von Situationen erstellt, die dann gewissermaßen abgearbeitet werden.

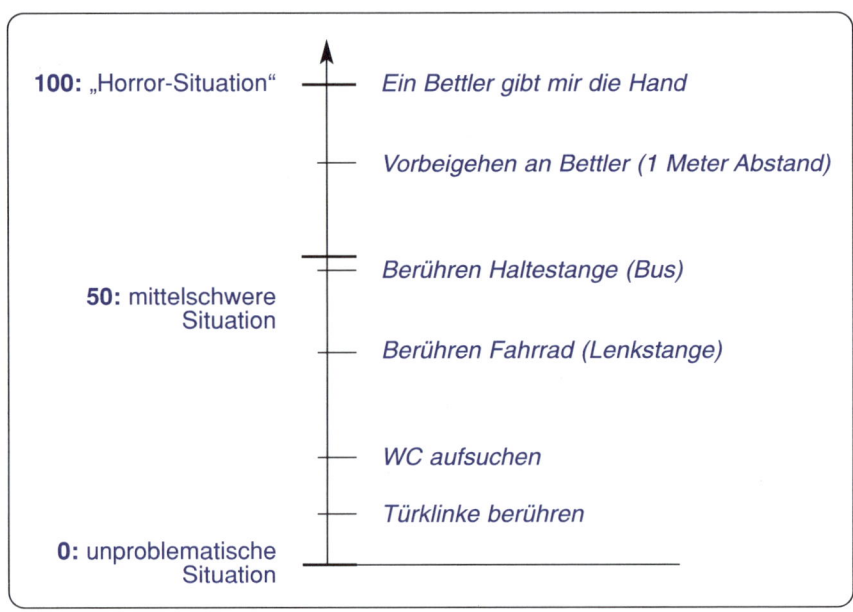

Abbildung 8: Beispiel einer Abstufung von Situationen, die mit der Patientin in der Therapie schrittweise geübt wurden (Waschzwang, Frau N.).

5. Macht es einen Sinn, die auslösende Situation zu übertreiben? Grundsätzlich NEIN! Die meisten Situationen (oder Gedanken) sind für den Patienten belastend genug, eine *Übertreibung* und damit Übersteigerung der Angst und Unruhe macht wenig Sinn. Wichtig aber ist, die Situation ganz genau erfasst und beschrieben zu haben, deshalb kommt hier einer genauen Diagnostik durch Befragen und Beobachtung eine besondere Bedeutung zu. Hier sind etwa auch Fragen nach durchaus intimen Details einer auslösenden Situation ausgesprochen wichtig und unverzichtbar.

Frau E. hatte geschildert, sie habe grauenhafte Gedanken, sie könne ihre Kinder verletzen oder sogar töten. Sie hatte von „Gewaltgegenständen" gesprochen. Für die Patientin waren es höchst intime Fragen, als der Therapeut genau nachfragte, welche Gegenstände dies nun genau seien (Messer, Scheren, Hammer, usw.) und wie sie diese einzusetzen gedenke (durch Erstechen, durch Erschlagen usw.).

Diese Details sind deshalb wichtig, weil nur so eine ganz gezielte Konfrontation mit den bedeutsamen auslösenden Gedanken erfolgen kann.

6. Die Strategie der *Reaktionsverhinderung* bildet gewissermaßen die zweite Seite der Medaille des Verfahrens: Konkret verhindert werden sollte hier, dass Sie die belastende Situation während der Konfrontation verlassen (durch Vermeidung bzw. Neutralisieren, d. h. Ausführen des Zwangsrituals). Die Reaktionsverhinderung wird vorab mit dem Patienten immer im Detail vereinbart, zumeist reicht die Anwesenheit des Therapeuten aus, damit Sie in der Situation verbleiben. In wenigen Fällen sind dazu einige ermutigende Worte von Seiten des Therapeuten oder ein behutsames Berühren des Armes notwendig. Keinesfalls bedeutet Reaktionsverhinderung jedoch physische (Festhalten) oder psychische Gewalt (z. B. Hinweis auf eine Beendigung der Therapie). In jedem Falle müssen Sie die Freiheit haben, eine unerträgliche Situation notfalls auch verlassen zu können.

7. Einige Patienten geben nach der Konfrontation an, sie hätten keine oder kaum Angst und Unruhe verspürt. Dem sollte die Therapeutin in jedem Fall gezielt nachgehen: Das entscheidende Wirkprinzip der Konfrontation besteht darin, dass Sie als Patient *emotionale* Angst, Unruhe etc. verspüren und dass Sie erleben, dass diese Unruhe langsam wieder abklingt. Abbildung 9 zeigt noch einmal diese typische Kurve des Angst-/ Erregungsverlaufs bei der Konfrontation.

Fachlich gesehen sprechen wir hier von „*emotionaler Verarbeitung*", die im Wesentlichen durch zwei Faktoren beeinträchtigt sein kann: Zum Ersten mag es sein, dass für die Konfrontation nicht die wesentlichen Situationen ausgewählt worden sind. Wichtiger ist der zweite Grund, nämlich die sog. *gedankliche Vermeidung* des Patienten. Das heißt, dass Sie sich nicht auf die belastende Situation „eingelassen", dass Sie sie

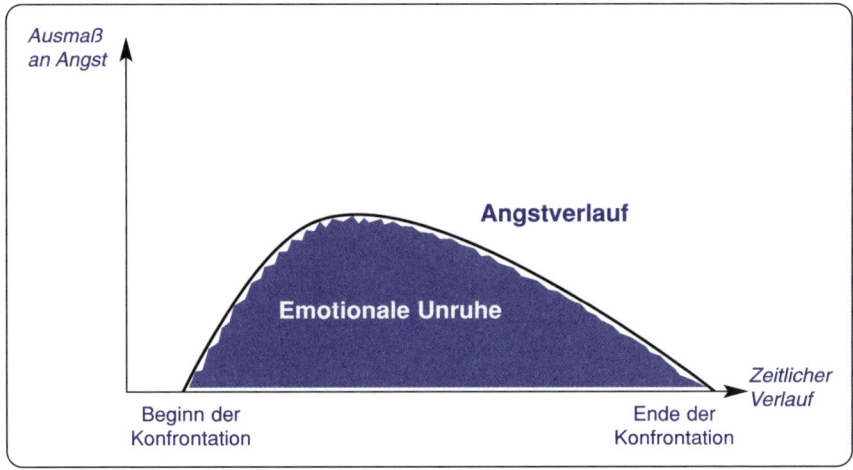

Abbildung 9: Verlauf der Angst und Erregung bei Konfrontation. Die Fläche unter der Kurve kann man durchaus als Hinweis auf die erlebte Erregung sehen. Wenn diese Kurve völlig flach verläuft (d. h. keine Erregung) muss den Gründen dafür nachgegangen werden.

vermieden haben. So mag die Patientin durchaus körperlich in einer belastenden Situation gewesen sein, gedanklich hat sie sich jedoch so erfolgreich abgelenkt, dass Angst und Unruhe in der Situation gar nicht auftreten konnten – nach dem Prinzip: *„Wasch mich, aber mach mich nicht nass!"* Diese gedankliche Vermeidung stellt ein ernsthaftes Hindernis für die erfolgreiche Durchführung von Konfrontation und Reaktionsverhinderung dar, weil sie vom Therapeuten nicht direkt beobachtbar ist. Es ist damit wichtig, in der Situation der Konfrontation auch auf eine gedankliche Vermeidung zu verzichten und sich gänzlich auf die belastende Emotion einzulassen.

8. Ein besonderes Problem stellt die Konfrontation bei *Kontrollzwängen* dar. Das kann an einem Beispiel verdeutlicht werden:

Beispiel:

Herr M. litt seit Jahren unter Kontrollzwängen hinsichtlich elektrischer Geräte im Haushalt, aber auch dem Schließen der Fenster, dem Absperren der Türen, des Briefkastens usw. In der ersten Konfrontation gemeinsam mit dem Therapeuten erlebte der Patient bei den Übungen erstaunlich wenig Angst (Herdplatte, Bügeleisen, Licht im Keller usw.). Eine genaue Analyse der Situation ergab, dass der Patient deshalb kaum Angst, Unruhe, Unsicherheit etc. verspürt hatte, weil er die Verantwortung für mögliche Fehler an den anwesenden Therapeuten abgegeben hatte.

Wegen dieser Besonderheit bei Kontrollzwängen sollte besonders beachtet werden, dass die Verantwortung beim Patienten bleibt (z. B. die Verantwortung für die möglicherweise eingeschaltete Herdplatte usw.). Interessanterweise spielt das bei Waschzwängen praktisch keine Rolle.

9. Es wurde bereits darauf verwiesen, dass beim Patienten ein Prozess des Lernens bzw. des Umlernens in Gang kommen sollte: Sie sollten die konkrete Erfahrung machen, dass Ihre Befürchtungen durch das konkrete *Erleben* korrigiert werden können. Verhaltenstherapie könnte man in diesem Sinne auch als *„Erlebenstherapie"* bezeichnen. Lernen ist ein Vorgang, der auf unterschiedlichen Ebenen abläuft und neuere Befunde zeigen, dass beim Lernen neue Verknüpfungen im Gehirn geschaffen werden (z. B. bereits bei einer einzelnen Konfrontationsübung). Diese Verknüpfungen müssen nun sowohl im Verhalten, in Gedanken, als auch im Gehirn stabilisiert werden. Dazu ist *Übung* notwendig, und zwar viel Übung und häufige Übung. Deshalb ist es bei der Therapie von Zwängen durchaus wichtig, mehrere Übungssitzungen pro Woche durchzuführen, damit eine stabile Vernetzung im Gehirn stattfinden kann. Die bei der Behandlung anderer psychischer Störungen eingeführte Praxis wöchentlicher einstündiger therapeutischer Sitzungen kann deshalb nicht unbedingt auf die Therapie von Patienten mit Zwangsstörungen übertragen werden.

Viele Patienten stellen die sehr berechtigte Frage: *Muss ich mein Leben lang üben?* In vielerlei Hinsicht muss man die Zwangsstörung vielleicht als chronische Erkrankung bezeichnen. Das würde zusätzlich bedeuten, dass sich der Patient niemals als „geheilt" betrachten kann. Zur Frage kann man wie folgt Stellung beziehen: Der Patient sollte am Ende der Therapie dazu befähigt werden, kritische Auslöser seiner Zwänge rechtzeitig zu erkennen – und entsprechende Maßnahmen dagegen zu ergreifen. Die wichtigste Maßnahme ist:

3.2.2 Was bringt eine medikamentöse Behandlung?

In der Behandlung von Zwangsstörungen erweisen sich verschiedene Medikamente als durchaus hilfreich. Es entspricht auch dem Prinzip einer „ganzheitlichen" Behandlung, bei der Therapie eines so schwierigen Problems auf Medikamente zurückzugreifen. Man muss allerdings vorab sagen: DAS Medikament gegen Zwangsstörungen gibt es nicht!

Es gibt allerdings zwei Gruppen von Medikamenten, die erfolgreich in den Transfer der Botenstoffe bei der Informationsübermittlung in den Nervenzellen des Gehirns eingreifen. Beide stammen aus der Gruppe der Antidepressiva; im Prinzip geht es darum, den Botenstoff *Serotonin* länger in der Übermittlung von Impulsen von einer Nervenzelle auf eine andere zu halten. Da es sich darum handelt, die Wiederaufnahme von Serotonin in einen Ast der Nervenzelle zu verhindern, heißen die Medikamente „Selektive Serotonin-Wiederaufnahme-Hemmer" (SSRI's). Die Wirkstoffe der einzelnen Medikamente unterscheiden sich etwas und sie haben auch unterschiedliche Handelsnamen. Wenn Sie der Auffassung sind, dass Medikamente Ihnen helfen könnten, sollten Sie sich unbedingt an einen Fachmann (Psychiater) wenden, der die Verschreibung und Dosierung kontrolliert.

Wichtig ist es, drei Dinge im Zusammenhang mit der Medikation zu wissen:
- Die Medikamente benötigen bis zu einem Eintritt der Wirkung eine längere Zeit, in der Regel 4 bis 8 Wochen; Sie sollten von der Einnahme der Medikamente deshalb *keine* sofortige Wirkung erwarten.
- Die Medikamente allein bringen in der Regel *keine* vollständige Besserung, in vielen Fällen aber eine deutliche Erleichterung Ihres Problems. Schon diese Erleichterung hilft vielen Patienten, überhaupt den Mut zu einer Psychotherapie zu fassen.
- Es gilt heute als *Standard*, dass Medikamente immer nur in Kombination mit Kognitiver Verhaltenstherapie verschrieben bzw. eingenommen werden sollten. Reine Medikation bringt zwar die besprochene Erleich-

terung, aber keine Veränderung von grundlegenden Mechanismen des Lernens.

Einige Studien ergaben, dass Medikamente als Ergänzung zur Kognitiven Verhaltenstherapie vor allem dann angezeigt sind, wenn zum Einen beim Patienten eine zusätzliche Depression vorliegt. Hier mildern die Medikamente die Verstimmung und aktivieren den Patienten in Richtung Psychotherapie. Zum Anderen sind Medikamente auch dann besonders angebracht, wenn Kognitive Verhaltenstherapie nur begrenzte Wirkung zeigt, und das trifft vor allem bei reinen Zwangsgedanken zu.

3.3   Einige Hinweise zur Praxis der Behandlung

3.3.1 Was können Sie als Patient selbst tun?

Ein erster wichtiger Beitrag besteht darin, dass der Patient von sich aus Hilfe aufsucht. Der Schritt zur Therapie bedeutet für viele Patienten eine enorme Überwindung, weil die Schwelle zunächst als besonders hoch wahrgenommen wird. Verhaltenstherapie besteht aber nicht nur darin, pünktlich und verlässlich zu den einzelnen Sitzungen zu erscheinen, sondern erfordert ein *sich Einlassen* auf den durchaus schmerzlichen und mühsamen Weg der Veränderung. Therapie ist nicht nur Sprechen über das Problem, sondern der Versuch (d. h. einzelne Schritte) zu dessen Veränderung. Die angeführten Übungen in der natürlichen Umgebung sind auch für Sie aufwändig, unangenehm und zum Teil auch mit großer Scham besetzt.

Therapie, d. h. Veränderung, passiert aber nicht nur in, sondern vorwiegend *zwischen* den einzelnen Sitzungen (vgl. Abbildung 10).

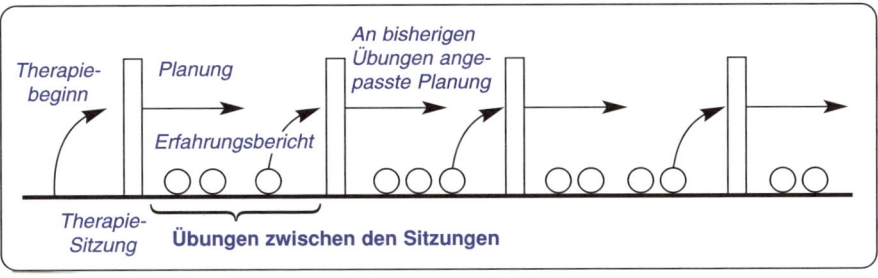

Abbildung 10: Verteilung der Sitzungen und Übungen zwischen den Sitzungen.

Der intensive Kontakt mit dem Therapeuten sollte für den Patienten eine Anregung sein, selbst Übungen *zwischen* den Sitzungen durchzuführen. Jede einzelne Übung zwischen den therapeutischen Sitzungen stellt einen Schritt in die richtige Richtung dar. Sie hilft Ihnen, den Weg der Zwangsstörung zu verlassen und neue, aktive und gesunde Wege der Bewältigung Ihres Alltagslebens zu gehen.

3.3.2 Was können Sie als Angehörige tun?

In vielen Fällen wenden sich nicht die Patienten selbst an den Therapeuten, sondern Angehörige nehmen den ersten Kontakt auf. Oft besteht die erste Frage von Eltern oder von Partnern darin, wie man den Patienten zur Therapie bewegen könne.

Als Therapeut kann man natürlich nur mit einem Patienten arbeiten, der anwesend ist; wenn also Angehörige einen stärkeren Leidensdruck aufweisen als der Betroffene selbst, kann es durchaus sinnvoll sein, den Angehörigen therapeutische Unterstützung anzubieten. Das muss nicht eine Therapie im engeren Sinne sein, vielfach ist es sinnvoll,
– Aufklärung, Information (z. B. über eine Angehörigengruppe),
– Unterstützung und Entlastung, oder auch
– Hilfestellung beim Umgang mit dem Patienten anzubieten.

Gerade wenn der Patient feststellt, dass andere Mitglieder der Familie Unterstützung suchen und erhalten, stellt das eine Veränderung eines Systems dar, der Patient zeigt möglicherweise Neugier und Interesse und ist so zu motivieren, z. B. ein Erstgespräch mit dem Therapeuten zu vereinbaren.

Sie als Angehörige haben natürlich großes Interesse sowohl an einer Erklärung der Situation als auch an der Veränderung der Problematik. Sich selbst als *Cotherapeut* zu beteiligen, ist *nicht* in jedem Falle ratsam: Sie sind vielfach zu sehr in die Problematik eingebunden, als dass Sie sich soweit distanzieren könnten, um wirksame Hilfestellung zu geben. Kleine Hilfestellungen können im Sinne der Therapie aber durchaus übernommen werden.

Die Zwangsproblematik ist natürlich immer in das System der Partnerschaft oder der Familie eingebunden. Patienten üben dabei oft unglaubliche Macht auf die Angehörigen aus (s. dazu das Beispiel mit dem Duschen der gesamten Familie bei Frau C.). Hier ist es zunächst bedeutsam, Sie als Familie hinsichtlich der Verantwortung und der oft massiven Schuldgefühle

44

Herr K. wurde von seiner Frau mit dem Auto zur Therapie gebracht, wegen seiner Kontrollzwänge war ihm dies selbst nicht möglich. Während der Fahrt (ca. 30 km) stellte der Patient immer wieder Fragen nach Geräuschen, Gegenständen am Fahrbahnrand usw. Er selbst war früher praktisch alle paar hundert Meter stehen geblieben, hatte unter das Auto geschaut (sich dazu auf den Boden gelegt), ob er nicht jemanden überfahren hatte. Frau K. hatte den bohrenden und immer drängenderen Fragen ihres Mannes fallweise nachgegeben, indem sie selbst nachgeschaut oder dem Patienten gegenüber zumindest die Versicherung abgegeben hatte, dass nichts passiert war. Frau K. wurde vom Therapeuten instruiert, auf solche Fragen nicht mehr im Sinne einer Unterstützung des Zwanges zu antworten. In Anwesenheit des Patienten wurde der Satz eingeübt: „Du weißt, dass ich dir darauf keine Antwort geben kann – du musst selbst darauf kommen!"

zu entlasten („Was haben wir bloß falsch gemacht?"). Eine besonders wichtige Hilfestellung können Sie als Angehörige dem Patienten dort leisten, wo er beginnt, sich ganz langsam aus dem Korsett der Zwänge zu befreien: Hier ist es wichtig, erste Ansätze der Veränderung zu bemerken und diese auch entsprechend anzuerkennen. Viele Angehörige tun sich damit schwer, weil sie oft jahrelang mit der Problematik gelebt haben.

Eine 45-jährige ehemalige Patientin berichtet beim Kontrolltermin nach einem Jahr, dass die Familie immer noch besondere Rücksicht auf ihre Zwänge genommen hatte, obwohl diese praktisch keine Rolle mehr spielten. Als bei einem Familienessen ein großer Teller herumgereicht wurde, von dem sich alle Anwesenden bedienen sollten, erhob sich die Tochter und sagte leise zu ihrer ehemals durch Zwänge beeinträchtigten Mutter: „Warte, Mama, ich hole dir ein frisches Besteck und einen frischen Teller, … denn das wirst du ja nicht benützen können!"

Angehörige können und sollten durchaus dazu angehalten werden, dem Patienten den Weg in die *Normalität* wieder zu erleichtern. Dazu gehört es etwa, ihm Normen für Sauberkeit, Waschen, Kontrolle, aber auch für einzelne Gedanken zu vermitteln. Es wurde oben davon gesprochen, dass Patienten nach Jahren des Lebens in und mit ihrer Zwangsproblematik die Standards für alltägliches Verhalten vielfach verloren haben. Hier können Angehörige viel günstiger als der Therapeut konkrete Hilfestellungen geben.

3.3.3 Die Rolle von Selbsthilfegruppen

Selbsthilfegruppen spielen in vielen Bereichen eine enorm wichtige Rolle. Auch und gerade bei psychischen Störungen wird immer mehr klar, dass sie wichtige Hilfestellung geben können. In der Zwischenzeit steht für einige psychische Störungen auch der therapeutische Wert der Selbsthilfegruppen außer Frage (z. B. bei Alkoholismus, Angststörungen, Bulimie, Depressionen, usw.). Auch im Bereich der Zwangsstörungen haben sich mittlerweile viele Gruppen gebildet, z. T. auf Anregung und mit Unterstützung der DGZ (Deutsche Gesellschaft für Zwangserkrankungen, vgl. Hinweise im Anhang, Seite 62). In vielen Städten in Deutschland, mittlerweile auch in der Schweiz und in Österreich gibt es ein Netz von Selbsthilfegruppen mit regelmäßigen Treffen.

So wichtig und wertvoll diese Gruppen sind, sollten in therapeutischer Hinsicht nicht zu große Erwartungen daran geknüpft werden: Im Unterschied zu anderen oben genannten Störungen gibt es bei den Zwangsstörungen offenbar kaum therapeutische Veränderung durch die Teilnahme an der Selbsthilfegruppe.

Wozu dann?

Die Selbsthilfegruppen haben durchaus wichtige Funktionen, auch abgesehen von dem engeren Bereich der Therapie (d. h. einer Besserung der Problematik), nämlich
- *Unterstützung* – durch das Gefühl gemeinsamen Leidens,
- *Information* über die Probleme, auch über begleitende Schwierigkeiten in Familie, Beruf und Alltagsleben.
- *Hilfestellung* bei der Suche nach fachlicher Hilfe.
- Es erscheint mir durchaus gerechtfertigt, in den Selbsthilfegruppen bei

46

Zwangsstörungen gewissermaßen die Rolle eines „Wartezimmers" zu sehen. Hier können Betroffene bis zum Beginn einer Verhaltenstherapie Unterstützung finden.

3.4 Die Behandlung weiterer Probleme

In den bisherigen Ausführungen wurde bereits darauf hingewiesen, dass die Problematik des Zwanges in deutlich mehr als der Hälfte der Fälle mit weiteren Problemen verbunden ist. In einigen Fällen handelt es sich um zusätzliche psychische Störungen (Depressionen, Ängste usw.), manchmal sind jedoch auch Probleme vorhanden, die nicht unbedingt als krankheitswertig einzustufen sind (z. B. soziale Isolation). Therapeutische Hilfestellung kann man über die Behandlung der eigentlichen Zwangsstörung hinaus auch als Chance sehen, eine positive Entwicklung in persönlicher Hinsicht einzuleiten.

Einige Stichworte für die Behandlung weiterer Probleme werden im Folgenden angeführt:

- Betrachtung anderer psychischer Störungen (Depressionen, Ängste, Essstörungen usw.) im *Spektrum* der Zwangsstörung. Für viele Problemstellungen gibt es mittlerweile gute Möglichkeiten der Intervention, die Sie als Patient durchaus nutzen sollten.
- Beachtung der familiären oder partnerschaftlichen *Vernetzung* des Problems; ohne eine Klärung grundlegender Konflikte erscheint auch die Behandlung der Zwänge kaum möglich.
- Bei vielen Patienten liegen enorme Mängel im Bereich *sozialer Fertigkeiten* vor: Das mag bereits im Rahmen der Entwicklung der Problematik eine Rolle gespielt haben, z. B. in Richtung zunehmender Isolation durch die Zwangsstörung. Übungen im Bereich sozialer Fertigkeiten und Kompetenzen helfen Ihnen vielfach bei der Bewältigung alltäglicher Situationen und schaffen die prinzipielle Chance für Kontakte und menschliche Beziehungen.
- Die Zwangsstörung verhindert häufig wichtige Aktivitäten aus dem Bereich von *Genuss* und *Genießen*: Die Bewältigung der Zwangsproblematik schafft für Sie die Chance, eine befriedigende Gestaltung von Freizeit, Erholung und ganz allgemein genussvollen Aktivitäten zu erreichen.
- Generell muss darauf verwiesen werden, dass Patienten allgemeine *Fertigkeiten des Alltags* oft nicht erlernt oder im Laufe ihrer Problematik

wieder verlernt haben; schon das Alleinleben, Einkaufen, berufliche Aktivitäten erscheinen vielen Patienten als eine unüberwindliche Schwierigkeit. Hier können Sie im Verlauf der Therapie zumindest erste Ansätze eines gesunden, aktiven Lebens wieder in die Wege leiten.

Einzeltherapie oder Gruppentherapie?

In den bisherigen Ausführungen wurde ausschließlich vom Setting einer Einzeltherapie gesprochen. Dabei erweisen sich Übungen in der Gruppe als ausgesprochen sinnvoll, speziell als Ergänzung für die Therapie mit einem einzelnen Therapeuten. Gruppentherapie wird zumeist in Kliniken angeboten, weil die Organisation im ambulanten Bereich oft sehr mühsam und aufwändig ist. Hieraus ergeben sich einige Hinweise über die Nützlichkeit zusätzlicher Gruppentherapie:
– die Gruppe schafft einen speziell geschützten Rahmen für Üben und Lernen (Ausprobieren);
– in der Gruppe können realistischere Rückmeldungen gegeben werden, als das einem professionellen Therapeuten oft möglich ist;
– die Gruppe kann zu Übungen motivieren, bei Schwierigkeiten Unterstützung geben, speziell zwischen den therapeutischen Sitzungen;
– in der Gruppe können Probleme und Schwierigkeiten besprochen werden, die in der Einzeltherapie sonst wenig Raum haben (z. B. Fragen des Alltags);
– in der Gruppe können Standards, Hilfestellungen für Fragen der „Normalität" geklärt werden (z. B. über Kontrollen, über das Thema Sauberkeit usw.).

Viele dieser Überlegungen zeigen, wie nützlich die Therapie in einer Gruppe sein kann. Auch organisatorische Schwierigkeiten sollten Therapeuten nicht davon abhalten, die Gruppe als Ergänzung zur Einzeltherapie anzubieten.

3.5　Die Behandlung von reinen Zwangsgedanken

Gedankliche Zwänge spielen natürlich bei allen Zwangsstörungen eine wichtige Rolle – zumeist als Auslöser von Zwangsritualen. In rund 25 % der Fälle liegen beim Patienten nur gedankliche Zwänge vor, d. h. der Patient zeigt keine oder kaum beobachtbare Zwangshandlungen.

Beispiele für solche reinen Zwangsgedanken sind Zählzwänge, zwanghafte Bilder, aber auch Zwangsgedanken aggressiven, sexuellen oder blasphemischen Inhalts („Habe ich im Vorbeigehen jemanden auf die Fahrbahn gestoßen?"). Die Gedanken verursachen beim Patienten enorme Beunruhigung, weil er dem Inhalt eine besondere *Bedeutung* zumisst. Man kann natürlich fragen, worin bei rein gedanklichen Zwängen die Komponente des Rituals besteht: Der Patient versucht sich dadurch zu beruhigen, dass er dem aufdringlichen Gedanken einen anderen, beruhigenden Gedanken entgegenstellt (z. B. „Das müssten ja Passanten gesehen haben, ich kann auch noch einmal kontrollieren!"). Dieser Gedanke bildet das beruhigende Ritual, das zumindest kurzfristig hilft.

Die Behandlung von reinen Zwangsgedanken gilt als besonders schwierig. Das hängt damit zusammen, dass entscheidende Merkmale der Problematik nicht beobachtbar sind – Gedanken sind flüchtig und selbst für den Betroffenen kaum fassbar. Selbst wenn man den Patienten bittet, einen gerade vorhandenen Zwangsgedanken zu beschreiben, fällt das oft sehr schwer: In dem Moment, in dem er ihn beschreiben will, ist der Gedanke auch schon wieder verschwunden.

Beispiel:

Herr L., ein ca. 40-jähriger Verwaltungsangestellter, hatte bereits eine Reihe von Therapien und Klinikaufenthalten wegen seiner Zwangsgedanken hinter sich. Herr L. war zusätzlich durch fallweise depressive Episoden beeinträchtigt. Im Zentrum seiner Gedanken stand die Vorstellung blasphemischer Inhalte, etwa die für ihn unerträgliche Nacktheit des Gekreuzigten („Jesus hängt nackt am Kreuz!"). Der Gedanke, der ihm eine gewisse Beruhigung verschaffte, lautete in etwa: „Ich darf nicht hinschauen!" Die Problematik war für ihn als gläubigen Menschen sehr belastend und führte in der Folge dazu, dass er entsprechende Auslöser seiner Gedanken völlig zu vermeiden versuchte (Kirchen, Kreuze, einschlägige Filme, die Lektüre von Zeitungen usw.). Herr L. verbrachte seine Zeit schließlich fast nur noch zu Hause, weil entsprechende Auslöser bei Verlassen des Hauses praktisch allgegenwärtig sind.

Für die Behandlung reiner Zwangsgedanken gibt es aus heutiger Sicht drei Möglichkeiten, die auch durchaus sinnvoll zu kombinieren sind:

1. *Konfrontation mit Auslösern* der Zwangsgedanken: Als Patient versuchen Sie ja, Auslöser Ihrer Gedanken möglichst zu vermeiden – und Sie halten somit Ihre Problematik aufrecht.

Beispiel:

Bei Herrn L. wurden – nach einer entsprechenden Vorbereitung des Patienten – zunächst Kreuze auf das Papier gezeichnet, der Patient sollte das dann nachzeichnen und versuchen, auf die Vermeidung (Ablenkung usw.) zu verzichten. Schrittweise wurde dann auf die Konfrontation mit Kreuzen in der Umgebung übergegangen (Blick aus dem Fenster), schließlich zum Besuch von Kirchen usw.

---

2. *Konfrontation mit gedanklichen Auslösern:* Der Patient sollte versuchen, den Gedanken hervorzurufen und ihn zu behalten. Da dies naturgemäß sehr schwierig ist (Wie denkt man einen Gedanken über mehrere Minuten hinweg?), gibt es die Möglichkeit, den Gedanken auf Tonband zu sprechen (der Patient sollte das selbst tun) und per Kopfhörer anzuhören. Durch die laufende Konfrontation verliert der Gedanke seine Bedrohlichkeit, u. a. auch weil der Patient auf die Vermeidung (Ritual) verzichtet.
3. Als besonders wichtige Möglichkeit werden Strategien *Kognitiver Therapie* angesehen: Hier geht es vor allem um die Veränderung von Bedeutungen, die ein Gedanke vor dem Hintergrund des Lebens (und der Biografie) eines Menschen besitzt (s. dazu Kapitel 3.6).

3.6 Prinzipien Kognitiver Therapie – oder: Wie verändert man Gedanken?

Bei der Therapie von Zwangsstörungen ist es unverzichtbar, dem gedanklichen Geschehen besondere Aufmerksamkeit zu widmen – entscheidende Elemente der Problematik sind ja gedanklicher Natur. Deshalb spielen Elemente der „*Kognitiven Therapie*" immer, d. h. natürlich auch beim Prinzip der Konfrontation und Reaktionsverhinderung, eine ausschlaggebende Rolle.

Kognitive Therapie hat bei der Behandlung vieler psychischer Störungen in der Zwischenzeit große Bedeutung erlangt. Auch und gerade in der Behandlung von Zwangsstörungen sind Strategien der Kognitiven Therapie unverzichtbar.

Was heißt Kognitive Therapie?

Zunächst sollte angemerkt werden, was Kognitive Therapie jedenfalls *nicht* ist: Kognitive Therapie meint nicht, dass man mit dem Patienten über sein Problem nur möglichst ausführlich spricht, dass man ihn erzählen lässt, dass man seine Kindheit, seine Entwicklung und Biografie „aufarbeitet".

Einige wesentliche *Elemente Kognitiver Therapie* werden im Folgenden benannt:

– Vermittlung eines *Plausiblen Modells*: Dieses Prinzip wurde bereits bei der Einführung des Verfahrens der Konfrontation und Reaktionsverhinderung angesprochen. Wesentlich ist, dass Sie als Patient mit der Psycho-Logik Ihres Problems vertraut gemacht werden, dass Ihnen die Rolle der aufdringlichen Gedanken und der damit verbundenen Vermeidung klar wird. Das bildet auch die Voraussetzung für Ihre Motivation, an der Veränderung Ihrer Problematik selbst aktiv mitzuwirken.

– Klärung der Frage: *Was ist mein Problem?* Wichtig ist es hier, dass mit dem Patienten gemeinsam der Kern des Problems enträtselt wird: Viele Patienten betrachten es zunächst als ihr größtes Problem, sich zu verschmutzen (und deshalb waschen sie) bzw. etwas übersehen zu haben (und deshalb die Kontrollen). Der Kern des Problems des Patienten besteht jedoch *nicht* in den genannten Schwierigkeiten, sondern in der *Angst und Unruhe*, die durch die Erwartungen ausgelöst wird. Diese Unterscheidung ist für die Kognitive Therapie ganz wichtig. Die Therapeutin kann Ihnen die Situation folgendermaßen vor Augen führen:

> „Frau E., wir haben besprochen, dass Ihre schlimmsten Gedanken und Befürchtungen darin bestehen, Ihre Kinder mit Gewaltgegenständen zu verletzen. Sie vermeiden es deshalb, mit Messern usw. zu hantieren. Ich möchte Ihnen zeigen, dass es nicht die Messer sind, die Sie fürchten, sondern dass Ihr Kernproblem der *Gedanke* an Messer (usw.) ist."
>
> Die Therapeutin schreibt auf ein Blatt das Wort „Messer", zeichnet grob ein Küchenmesser auf das Blatt und gibt es Frau E. in die Hand und bittet sie, ihre Gedanken und Gefühle zu beschreiben. Frau E. nimmt das Blatt in die Hand und nennt als Gedanken und Gefühle: Angst, Unruhe, usw.

Damit lässt sich im Prinzip klären, dass das Problem der Patientin nicht ein bestimmter Gegenstand, die Verschmutzung, Kontamination oder Kontrolle ist, sondern ihre *Angst* und Unruhe.

– Ein anderes wichtiges Element der Kognitiven Therapie besteht in der *Veränderung von Bewertungen:* Es wurde bereits darauf hingewiesen, dass fast allen Menschen ähnliche Gedanken zumindest nicht völlig fremd sind, dass diese aber wieder verschwinden. Die Gedanken setzen sich dann zu einem Zwangsgedanken fest, wenn die Person eine spezielle Bewertung damit verbindet (z. B. bei einem aggressiven Gedanken: „Eine Mutter darf so etwas nicht denken!"). In der Kognitiven Therapie geht es um die Erörterung und Veränderung dieser Bewertungen vor dem Hintergrund der *Biografie* des Patienten (da ja die Gedanken nicht aus dem Nirgendwo kommen).

– Eine Möglichkeit, gewissermaßen die Denkmuster des Patienten zu beeinflussen, besteht in einer Kombination von Prinzipien der Verhaltenstherapie und der Kognitiven Therapie, nämlich in sog. *„Risikoübungen":* Sie werden dazu angehalten, in Ihrem Alltag kleine Übungen durchzuführen, die von Ihren sonstigen Gewohnheiten abgehen. Die Ideen und Vorschläge des Patienten selbst sind dabei vielfach nützlich: Ein Patient mit einem Kontrollzwang schlug beispielsweise einmal vor, beim Parken während der Therapie sein Auto absichtlich nicht abzuschließen. Viele ähnliche Beispiele lassen sich für Wasch- oder gedankliche Zwänge ebenso finden. Sie lernen mit solchen Übungen – durchaus auch am Rande Ihrer zwanghaften Problematik – dass Sie von den starren Mustern des Denkens und Handelns („Es muss alles seine Ordnung haben!"; „Es muss alles besonders sauber sein!") ohne Weiteres abgehen können. Viele dieser Übungen schaffen Ihnen für den Alltag einen enormen Freiraum.

3.7 Was können Sie als Patient von einer Kognitiven Verhaltenstherapie erwarten – kurzfristig und langfristig?

Die beschriebenen Verfahren der Kognitiven Verhaltenstherapie können heute als die Methode der Wahl bei der Behandlung unterschiedlicher Formen von Zwangsstörungen betrachtet werden. Es gibt mittlerweile rund 100 gut kontrollierte Studien, die übereinstimmend die Wirksamkeit belegen.

Das bedeutet leider nicht, dass jedem Patienten geholfen werden kann. Zusammengefasst heißt das:

- Bei Patienten *ohne Behandlung* ist eine Besserung nicht zu erwarten, vielfach wird die Problematik sogar chronisch.
- Die beste Chance einer Besserung haben Patienten, die sich möglichst bald in Therapie begeben, bei entsprechender Motivation und Mitarbeit des Patienten ist von einer *Besserung* im Bereich von *70 bis 80 %* auszugehen.
- *Langfristig* haben Patienten zu rund 50 % die Chance auf eine dauerhafte Besserung; Verschlechterungen oder Rückfälle hängen in erster Linie mit Belastungen zusammen, die im Verlaufe des Lebens auftreten können (Krankheiten, Scheidung, etc.).
- Trotz dieser ermutigenden Befunde muss man dem Problem der *Misserfolge* ebenso Rechnung tragen wie dem Problem der Rückfälle nach einer erfolgreich durchgeführten Therapie.

3.8   Und zum Schluss: Wie findet man einen guten Verhaltenstherapeuten?

Die Durchführung Kognitiver Verhaltenstherapie wurde als die Methode der Wahl bezeichnet. Es ist für den Patienten selbst, auch unter Hilfestellung seiner Angehörigen, kaum möglich, eine schwere Zwangsstörung selbstständig zu bewältigen.

Die Suche nach einem kompetenten Verhaltenstherapeuten gleicht allerdings oft der Suche nach der sprichwörtlichen Stecknadel im Heuhaufen: Das psychotherapeutische Versorgungssystem in Deutschland gilt durchaus zu Recht als eines der besten der Welt – allerdings mit ganz besonderen Lücken, eine davon ist offenbar die Versorgung von Patienten mit Zwangsstörungen. Das hat mit der Problematik Zwang einerseits und mit praktischen Problemen andererseits zu tun: Patienten mit Zwangsstörungen gelten vielfach als „schwer behandelbar", Psychotherapeuten scheuen sich deshalb häufig, Patienten mit Zwängen überhaupt zu übernehmen. Zum anderen verlangt die Therapie von Patienten mit Zwängen auch spezielle Kompetenzen auf Seiten des Therapeuten – und ein spezielles praktisches Management: Die Behandlung verlangt in der Regel eine Langzeittherapie (derzeit 45 Sitzungen), darüber hinaus müssen Übungen in der

Umgebung des Patienten beantragt und durchgeführt werden (schon im Antragsverfahren gibt es entsprechende Hürden). Auch bei der Durchführung von Konfrontationsübungen ist eine Flexibilität verlangt, die für eine durchschnittliche Praxis nicht einfach zu bewerkstelligen ist.

Auch Patienten sind vielfach unsicher, ob und wann sie bei einem guten Therapeuten angekommen sind, deshalb hier ein paar Hinweise auf wichtige *Merkmale*, auf die Sie als Betroffener oder Angehöriger achten sollten:

- *Fachliche Kompetenz:* Als Patient sollten Sie den Eindruck haben, dass der Therapeut Ihre Problematik versteht, etwa indem er die richtigen Fragen stellt.
- Die Therapie sollte *professionell* aufgebaut und durchgeführt werden. Dazu gehört das Setting (Praxis, Klinik, etc.) ebenso wie das Management der Termine, Vereinbarung der Finanzierung usw.
- Fähigkeit des Therapeuten zur *Beziehungsgestaltung*, d. h. Ihr Therapeut sollte mit Schwierigkeiten im Umgang mit schwer belasteten Patienten vertraut sein.
- *Unangenehme Fragen* und Themen sollten durchaus zum Thema werden, Sie sollten den Eindruck haben, dass Sie dem Therapeuten auch unangenehme oder absurd erscheinende Themen anvertrauen können.
- *Transparenz der Therapie*: Kognitive Verhaltenstherapie ist keine „Geheimniskrämerei", sondern „ein Spiel mit offenen Karten": Der Therapeut sollte Sie über das konkrete Vorgehen informieren, Fragen Ihrerseits sollten kompetent und verständlich beantwortet werden.
- Therapie ist *Hilfe zur Selbsthilfe*: Therapie sollte nur so lange dauern, wie dies unbedingt notwendig ist; Ihre eigenen Fähigkeiten zur Selbsthilfe sollten ermutigt, gefördert und unterstützt werden (Stichwort: Selbstmanagement).

Bei der Suche nach einem kompetenten Therapeuten in Ihrer Region kann Ihnen die Deutsche Gesellschaft für Zwangserkrankungen (DGZ) ebenso Hilfestellung geben wie Informationen, die man im Internet abrufen kann (vgl. hierzu Seite 63 im Anhang).

Zusammenfassung:

Ein kompetenter Therapeut wird die Behandlung einer Zwangsstörung sehr sorgsam vorbereiten, er wird Sie genau informieren, aufklären und ermutigen, sich auf den durchaus mühsamen Weg der Behandlung einzulassen. Das zentrale Wirkprinzip bilden *Konfrontation* und *Reaktionsverhinderung*: Konfrontation bedeutet, dass sich der Patient mit den von ihm besonders gefürchteten Situationen und Inhalten auseinander setzen sollte (z. B. Schmutz bei einem Waschzwang). Reaktionsverhinderung meint, dass die üblichen Rituale unterbleiben müssen, bis Angst und Unruhe deutlich absinken (z. B. durch Verzicht auf Waschen). In der Kognitiven Therapie geht es in erster Linie um die Veränderung von Bedeutungen und Bewertungen. Neben dieser eher „symptomatischen" Behandlung spielen Maßnahmen des Aufbaus von so genannten gesunden Alternativen im Bereich sozialer, interpersonaler und beruflicher Fertigkeiten und Kompetenzen eine bedeutsame Rolle.

Besonders wichtig ist die Umsetzung des Verfahrens in der natürlichen Situation und nicht nur in der Ambulanz oder Klinik. In der Praxis wird die verhaltenstherapeutische Behandlung häufig mit Medikamenten kombiniert, das ist bei spezifischer Indikation durchaus sinnvoll. Bei konsequenter Umsetzung des Verfahrens der Konfrontation und Reaktionsverhinderung sind in Forschung und Praxis insgesamt gute Besserungsraten zu erreichen.

4 Ein Fallbeispiel

Herr O., 32 Jahre, wendet sich auf dringenden Rat seiner Hausärztin zur Therapie in der Psychotherapeutischen Ambulanz der Universität an. Seit ca. 3 Jahren leidet er unter einer sehr beeinträchtigenden Zwangsstörung, so dass er seinen Beruf als Bauleiter einer großen Firma aufgeben musste. Herr O. ist seit ca. 7 Jahren verheiratet und hat 2 Söhne.

Beschreibung des Problems: Herr O. leidet unter einem Kontrollzwang, speziell bezogen auf Dinge mit dem Haus und persönliche Gegenstände: Nach dem Bau des eigenen Hauses vor vier Jahren kam ihm plötzlich die Idee, mit einigen Teilen des Hauses sei „etwas nicht in Ordnung". Er begann zu kontrollieren, ob die Fenster richtig eingesetzt worden seien, er kontrollierte Licht- und Wasserleitungen, indem er diese aufstemmte und neu verlegte, auch im Dachgeschoss fand er eine Reihe von Dingen, die er immer wieder veränderte (Verkleidung, Dichtungen, Dachziegel usw.). Seine Schuhe und seine Kleidung mussten in bestimmter Weise ausgerichtet bzw. zusammengelegt sein, andernfalls wurde er von einer unerträglichen Angst und Unruhe befallen. Seine Kontrollen von Auto, Radio, Garage etc. erforderten schließlich stundenlange Rituale, bei denen ihn vermehrt seine Frau unterstützte. Auch das Waschen, Duschen, Rasieren und Zähneputzen musste für ihn nach einem ganz bestimmten Ritual ablaufen, andernfalls kam bei ihm große Unruhe auf.

Biografischer Hintergrund: Herr O. war zusammen mit seinem Bruder in einer Familie aufgewachsen, in der zunächst zwar finanzielle Sicherheit (durch die Firma des Vaters) herrschte; große Verunsicherung erlebte Herr O. jedoch schon als Kind durch den Alkoholmissbrauch des Vaters: Dessen Reaktionen waren für ihn völlig unabsehbar und bildeten möglicherweise einen „Nährboden" für die spätere Suche nach Sicherheit; grobe körperliche Misshandlung und gelegentliche finanzielle Geschenke wechselten sich in einer für Herrn O. kaum nachvollziehbaren Weise ab. Weiter verunsichernd war eine psychische Erkrankung der Mutter (vermutlich Depression), sowie später Probleme in der Firma des Vaters: Herr O. sollte diese zwar übernehmen, durch den Alkoholkonsum des Vaters geriet die Firma aber in immer größere finanzielle Schwierigkeiten, sodass das in Aussicht stehende Erbe schrittweise verloren ging.

Erklärungsansatz: Die Gedanken von Herrn O: „Etwas ist nicht in Ordnung" sind durchaus als normal einzustufen; für den Patienten erhielten sie eine spezielle Bewertung (im Sinne von „Katastrophe"), das führte zu einer besonderen Beunruhigung und zu Ritualen, die seine Ängste und Unruhe zumindest kurzfristig reduzierten (z. B. Nachkontrollieren, Nachfragen, aber auch große Reparaturen usw.). In Bezug auf die oben genannten *Stufen* kann man das folgendermaßen verdeutlichen (vgl. Abbildung 11).

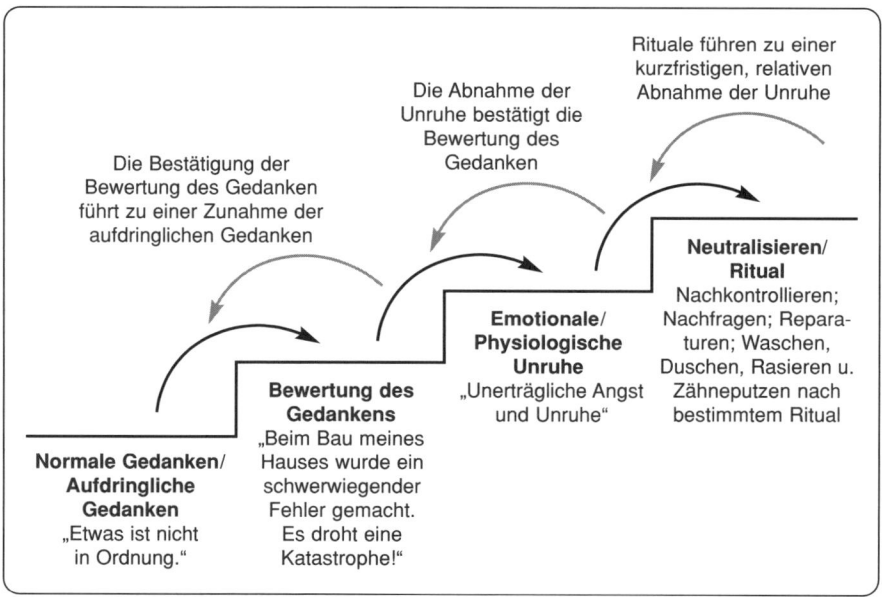

Abbildung 11: Ablauf der aufdringlichen Gedanken, der Bewertung, der Unruhe und schließlich der Rolle der Rituale in der Aufrechterhaltung der Zwänge von Herrn O.

Verlauf der Therapie: Zu Beginn der Therapie wurden die einzelnen Probleme auf den unterschiedlichen Ebenen, ihre Entwicklung und ihr Verlauf im Detail erhoben. Auch die Vernetzung mit dem Elternhaus und mit seiner gegenwärtigen Situation war ausführlich Gegenstand. Eine besondere Verunsicherung für Herrn O. und seine Frau bildete die Unklarheit über die Problematik: Vor einiger Zeit war ein Angestellter der Firma „wegen psychischer Probleme eingeliefert worden!"

Enorm wichtig war für Herrn O. von Beginn der Therapie an, dass er sich beim Therapeuten gut verstanden fühlte: Schon die Erklärung, dass es sich um eine Zwangsstörung handelte, war für ihn zumindest beruhigend, auch hinsichtlich prinzipieller Besserungsmöglichkeiten. Dem Patienten wurde die mögliche Entstehung und Entwicklung seiner Problematik erklärt (Plausibles Modell), auch das prinzipielle Vorgehen wurde ihm im Detail erläutert.

Die ersten *Übungen* wurden bereits nach wenigen Sitzungen am Auto des Patienten auf dem Parkplatz durchgeführt: Aufsperren des Autos, Kontrolle der Beleuchtung, der Spiegel, der Einstellung des Sitzes usw. Der Therapeut hielt sich dabei im Hintergrund und überließ dem Patienten die Übungen, die ihm durchaus einige Schwierigkeiten (Unruhe) bereiteten, die er aber im Großen und Ganzen erfolgreich und für ihn befriedigend und erleichternd durchführte.

Für die Übungen im häuslichen Setting wurde ein Termin für einen ganzen Nachmittag und Abend vereinbart (Wohnort ca. 40 km entfernt). Zunächst wurden ein paar Übungen gemeinsam ausgewählt, das Vorgehen wurde genau besprochen. Dem Patienten wurde vor allem erklärt, dass es bei den Übungen durchaus zu Angst und Unruhe kommen würde (vgl. dazu Abbildung 7 auf Seite 35), dass er aber in der Situation bleiben sollte, ohne weitere Kontrollen vorzunehmen. Geübt wurden dann das Stellen der Schuhe, Einräumen der Pullover, sowie die Veränderung der Fixierung von Regalen im Keller. Herr O. gab während der Übungen an, jeweils starke Angst, Verunsicherung und Unruhe zu spüren, und dass es ihm ein großes Bedürfnis wäre, die üblichen Kontrollen durchzuführen. Er wurde auf die Notwendigkeit des Verzichtes auf diese Rituale verwiesen, und im Grunde war dieser Hinweis die einzige Form der Reaktionsverhinderung durch den Therapeuten. Die Übungen nahmen ca. 5 bis 6 Stunden in Anspruch, Herr O. gab an, durchaus sehr erschöpft, allerdings auch deutlich erleichtert zu sein, dass er diese ersten Schritte geschafft hatte. Bis zur nächsten regulären Sitzung wurde eine Wiederholung der durchgeführten Übungen vereinbart.

Dieses Muster der intensiven Therapie mit Herrn O. wiederholte sich in den folgenden Wochen, insgesamt war der Therapeut viermal beim Patienten zu Hause zur Unterstützung der Übungen, andere Übungen konnten am Ort der Therapie durchgeführt werden; wesentlich waren viele Aufgaben und Hausaufgaben zwischen den Sitzungen, die von Herrn O. durchwegs sehr zuverlässig durchgeführt wurden.

Zur Situation bei Beendigung der Therapie: Die Durchführung erfolgte in einer Langzeittherapie mit einmaliger Verlängerung (insgesamt 60 Sitzungen), von denen rund 25 Sitzungen für die Konfrontationsübungen beim Patienten zu Hause verwendet wurden. Die Dauer der Therapie betrug insgesamt 1 1/2 Jahre.

Die Zwangshandlungen von Herrn O. waren fast zur Gänze reduziert, er hatte sich angewöhnt, bei Unruhe zweimal zu kontrollieren, genauso verwendete er nach der Dusche immer zwei Handtücher. Die Erfassung seiner Rituale im Fragebogen ergab Werte im Normbereich. Gegen Ende der Therapie hatte er wieder zu arbeiten begonnen, hatte sich aber einen etwas weniger belastenden Einstieg in einer anderen Firma gesucht. Mit dem Erfolg war er insbesondere im Hinblick auf die Entwicklung seiner Kinder sehr zufrieden: Seiner Ansicht nach hatten die Kinder seine Probleme bereits mitbekommen und eine wichtige Motivation für ihn, die Therapie zu beginnen war auch die Angst um die Entwicklung seiner Kinder.

Nachkontrolle (1 Jahr): Knapp vor dem Ablauf der üblichen Frist für die vereinbarte Nachkontrolle rief Herr O. mit der Bitte um erneute Therapie an: Seine Zwänge hätten wieder zugenommen und er bräuchte unbedingt Hilfe.

In der Zwischenzeit hatte es wiederum massive Auseinandersetzungen mit dem Vater gegeben, dieser habe ihn praktisch enterbt, was Herrn O. enorm kränkte und belastete. In dieser Situation der Unsicherheit griff er gewissermaßen wieder auf die Sicherheit gebenden zwanghaften Rituale zurück. Die Situation wurde mit ihm genau geklärt, außerdem wurden einige wenige Auffrischungssitzungen durchgeführt (insgesamt 5). Geradezu typisch – weil bei anderen Patienten ganz ähnlich – war seine Bemerkung: „Im Prinzip habe ich selbst gewusst, was zu tun ist, ich wollte es nur wieder von Ihnen hören!"

Die *Prognose* für Herrn O. konnte als durchaus optimistisch eingestuft werden: Er hatte im Verlaufe der Therapie gelernt, seine Ängste und die damit verbundene Unruhe dadurch zu bewältigen, dass er sich mit den entsprechenden Situationen konfrontierte und auf die Vermeidungsrituale verzichtete. Insgesamt kann das Beispiel von Herrn O. als durchaus typisch für die Behandlung von Patienten mit Zwangsstörungen angesehen werden. Allen Betroffenen kann man als Motto den Satz mitgeben, den Herr O. gegen Ende der Therapie äußerte:

> „Ich habe in der Therapie meiner Zwangsstörung zwei Dinge gelernt: Man kann etwas tun – aber man muss etwas tun!"

Anhang

Literaturempfehlungen

Ciupka, B. (2001). *Zwänge – Hilfe für ein oft verheimlichtes Leiden.* Düsseldorf: Walter-Verlag.
Das Buch bietet eine fachlich sehr fundierte Darstellung der Problematik, mit vielen Hinweisen für Betroffene und Angehörige. Der Autor ist sehr engagiert im Bereich der DGZ tätig.

Fricke, S. & Hand, I. (2004). *Zwangsstörungen verstehen und bewältigen. Hilfe zur Selbsthilfe.* Bonn: Psychiatrie-Verlag.
Das Buch bietet eine sehr fundierte und verständliche Darstellung der Problematik, es ist sehr gut geeignet für Betroffene und Angehörige.

Gielen, G., Bracht, S. & Reinecker, H. (2005). *Ich bezwinge meinen Zwang.* Lengerich: W. Pabst.
Der Erstautor schildert unter einem Pseudonym in sehr detaillierter und anschaulicher Weise die Entstehung seiner Zwangsstörung, sowie die einzelnen Schritte der Kognitiven Verhaltenstherapie, durch die ihm eine Bewältigung der Problematik gelungen ist.

Hoffmann, N. (1990). *Wenn Zwänge das Leben einengen. Zwangsgedanken und Zwangshandlungen. Ursachen und Behandlungsmethoden und Möglichkeiten der Selbsthilfe.* Mannheim: PAL-Verlag.
Der Autor ist einer der kompetentesten Fachleute auf dem Gebiet der Zwangsstörungen in Deutschland, in diesem bereits etwas älteren, aber durchaus lesenswerten Buch bietet er viele praktische Anregungen und Hilfestellungen für Betroffene.

Klepsch, R. & Wilcken, S. (1998). *Zwangshandlungen und Zwangsgedanken: Wie Sie den inneren Teufelskreis durchbrechen.* Stuttgart: Thieme/Trias.
Eine sehr verständliche Darstellung des Problems, viele Beispiele, gut geeignet zur Selbsthilfe für Betroffene und Angehörige.

Lakatos, A. & Reinecker, H. (2000). *Kognitive Verhaltenstherapie bei Zwangsstörungen. Ein Therapiemanual.* Göttingen: Hogrefe.
Die Autoren stellen ein Manual für die Behandlung vor, das speziell an die Adresse von Therapeuten gerichtet ist. Betroffene und Angehörige finden darin

viele fachliche Hinweise, ebenso wie Hinweise auf Literatur für Betroffene, weitere Fachliteratur und im Anhang diverse Fragebögen, Skalen usw.

Ulrike S., Crombach, G. & Reinecker, H. (2000). *Der Weg aus der Zwangserkrankung. Bericht einer Betroffenen für ihre Leidensgefährten.* Göttingen: Vandenhoeck (3. Aufl.).
Frau S. berichtet sehr gut nachvollziehbar die Geschichte ihrer Zwangserkrankung und den Weg der erfolgreichen Therapie. Das Buch ist vor allem zur Ermutigung von Betroffenen geeignet, auch zur Information für Angehörige.

Ulrike S., Crombach, G. & Reinecker, H. (2002). *Hilfreiche Briefe an Zwangskranke.* Göttingen: Vandenhoeck.
Frau S. schreibt aus der Sicht der ehemals Betroffenen Briefe an Patienten – ein Buch zur Ermutigung, den Weg zur Therapie aufzusuchen und diese auch durchzustehen.

Schwartz, J.M. & Beyette, B. (1997). *Zwangshandlungen und wie man sich davon befreit.* Frankfurt: Krüger Verlag.
J. Schwartz ist ein international anerkannter Forscher, in dem Buch stellt er den Ansatz des Umganges vor allem mit störenden Zwangsgedanken dar (nicht so sehr mit Handlungen, wie im Titel angekündigt).

Kontaktadresse

Deutsche Gesellschaft Zwangserkrankungen (DGZ), gegründet 1995 als Verband von Fachleuten und Betroffenen.

Deutsche Gesellschaft Zwangserkrankungen e.V.
Postfach 15 45
49005 Osnabrück
Tel.: 05 41–3 57 44–33
Fax: 05 41–3 57 44–35
E-Mail: zwang@t-online.de
http://www.zwaenge.de

Internet

Betroffene und Angehörige finden weitere Informationen zu Zwangserkrankungen im Internet auf folgenden Seiten:
http://www.zwaenge.de
http://www.zwaenge.at
http://www.zwang.ch

Filme

Folgende Filme bieten beispielsweise eine anschauliche Darstellung von Zwangserkrankungen:
- „Besser geht's nicht" mit J. Nicholson
- „Monk" mit Tony Shalhoub (ein Kommissar mit einer Zwangsstörung ermittelt)
- „Aviator" mit Leonardo di Caprio (als Verfilmung des Lebens von Howard Hughes)

Arbeitsblatt

Eine sehr einfache, aber im Prinzip sehr zuverlässige Einschätzung, ob bei Ihnen oder einem Angehörigen eine Zwangsstörung vorliegt, bietet die Beantwortung folgender Fragen:

1. Müssen Sie Dinge immer wieder kontrollieren?

   ja | nein

2. Müssen Sie Ihre Hände immer und immer wieder waschen?

   ja | nein

3. Haben Sie Gedanken, die Sie quälen und die Sie nicht loswerden?

   ja | nein

Wenn Sie eine (oder mehrere) dieser Fragen mit „Ja" beantwortet haben, sollten Sie sich an einen Fachmann wenden, der mit der Problematik „Zwangserkrankungen" vertraut ist.

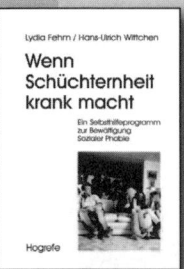
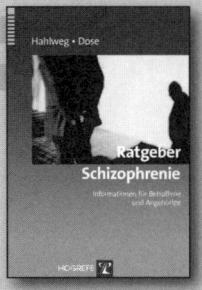
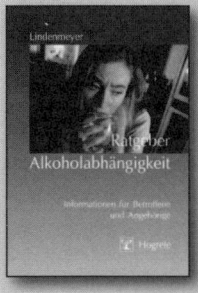
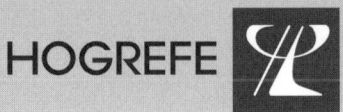

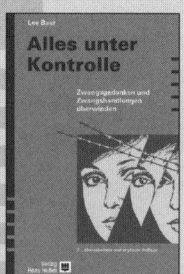
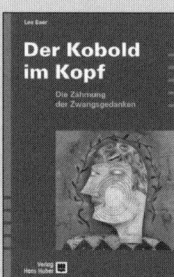
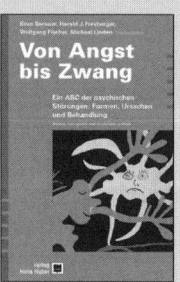
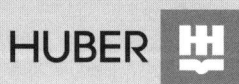